医德教育在护理教学中的理论与实践

高 岩 著

汕頭大學出版社

图书在版编目（CIP）数据

医德教育在护理教学中的理论与实践 / 高岩著. --
汕头 ：汕头大学出版社，2022.1
ISBN 978-7-5658-4599-4

Ⅰ．①医… Ⅱ．①高… Ⅲ．①护士－医务道德－医学
教育－研究 Ⅳ．①R192

中国版本图书馆CIP数据核字(2022)第016045号

医德教育在护理教学中的理论与实践
YIDEJIAOYU ZAI HULIJIAOXUE ZHONG DE LILUN YU SHIJIAN

作　　者：高　岩
责任编辑：邹　峰
封面设计：芝　一
出版发行：汕头大学出版社
　　　　　广东省汕头市大学路243号汕头大学校园内 邮政编码：515063
电　　话：0754-82904613
印　　刷：廊坊市海涛印刷有限公司
开　　本：710mm×1000mm1/16
印　　张：7.5
字　　数：100千字
版　　次：2022年1月第1版
印　　次：2022年3月第1次印刷
定　　价：78.00元
ISBN 978-7-5658-4599-4

前　言

随着科学技术的迅速发展和医学模式的转变，医德教育在医学发展过程中越来越显示出其重要作用，而医德教育是按照社会主义医德的基本原则和规范，运用各种方式和手段，对医务人员进行的有组织、有目的、有计划的一系列道德教育的活动。此外，护理是一门实践性、社会性很强的学科，护理人员必须不断获得本专业以及相关专业进展的新信息，不断学习新技能，才能适应社会的发展和要求。护理学专业的学生要具备一定的医德教育素质与工作能力，护理学专业教师在教学过程中要利用科学的方式与手段增强学生的综合素质能力，从而为今后的医护工作开展奠定坚实的基础。

鉴于此，笔者撰写了《医德教育在护理教学中的理论与实践》一书，在内容编排上共设置五章，分别为：医德教育概论、护理教学及内容体系、护理伦理与道德教育、医德教育与护理教学的融合、医德教育在护理教学中的应用实践。

本书有以下两个方面的特色：

第一，结构清晰，本书从医德的本质与作用、医德教育思想与方式、护理学专业医德教育的路径等知识出发，对护理教学理论、护理伦理学、护理职业道德教育等多个方面和角度进行探讨，以增进读者对相关知识的了解。

第二，实用性强，本书的专业内容在不同程度上通过鲜活的实例进行了分析，理论联系实际，并以此为基础进一步加深对医德教育在护理教学中的理论与实践研究，力求对相关从业者提供有效的借鉴。

笔者在撰写本书的过程中，得到了许多专家学者的帮助和指导，在此表示诚挚的谢意。由于笔者水平有限，加之时间仓促，书中所涉及的内容难免有疏漏之处，希望各位读者多提宝贵意见，以便笔者进一步修改，使之更加完善。

目录

第一章　医德教育概论

医德教育是为了培养医务人员的医德精神和形成良好的医德风尚，依据社会主义医德原则和规范，有目的、有计划、有组织地对受教育者施加系统的医德影响的活动。本章重点阐释医德的本质与作用、医德教育思想与方式、护理学专业医德教育的路径。

第一节　医德的本质与作用

一、医德的本质

医学道德简称医德，是医务人员在长期的医疗实践中形成的比较稳定的心理素质、职业习惯和优良传统，是调整医务人员与患者、医务人员之间以及与社会之间关系的行为准则、规范的总和。医德是一般社会道德在医疗卫生领域中的特殊体现，不同职业，由于工作的对象和肩负的责任不同，形成的道德意识和行为准则也不尽相同。医德就是从医疗卫生工作这一职业特点中引申出来的道德规范，它主要调整以下三个方面的关系：

（1）医务人员与患者之间的关系。医务人员的工作对象是患者，医生的主要责任就是救死扶伤、防病治病，因此医务人员的道德责任首先体现在诊疗过程中，在医疗活动中，医务人员与患者之间的关系是首要的关系。因此，医患关系是医德所要研究的核心问题和主要对象。

（2）医务人员之间的关系。医学发展使医疗过程的分工越来越细，合作趋势日益明显。患者从求诊、检查、治疗直至康复，要经过门诊医师、护士、检验医师及药剂师等多个方面的配合才能完成，这就要求医务人员内部具有和谐的医德关系。医务人员之间的关系主要包括医生与医生、医生与护士、护士与护士、医护与医技人员、医技人员与医技人员以及医护、医技人员与行政管理人员、后勤人员等之间的关系。搞好这些关系是处理好外部关系的前提和基础，因此，医务人员之间的相互关系也是医德重要的研究对象。

（3）医务人员与社会之间的关系。现代医疗卫生已发展成为社会性的事业，社会功能已扩展和加强。卫生工作人员对医药资源的分配，医疗、预防保健与社会的配合程度，直接影响着医学的发展和社会的进步，医疗和预防保健活动不仅关系着患者及家属的利益，而且关系着社会的利益。因此，医务人员与社会的关系，就必然成为医德的研究对象。

由于医疗工作直接关系到人类的生命和健康，因此，医德同其他职业道德相比具有更高的标准和更强的约束性。历史唯物主义认为，社会道德是由经济基础决定的，并为经济基础服务。不同形态社会的经济基础不同，与其相适应的医德以及医德的基本原则也是各不相同的。社会主义医德是以社会主义公有制为主体的经济基础的集中反映，因此，为人民服务是其本质要求，救死扶伤、防治疾病，实行社会主义的医学人道主义，全心全意为人民的健康服务是社会主义医德的基本原则，也是社会主义医德区别于其他任何形式医德的根本标志。社会主义医德要求医务人员在医药卫生保健工作中，关心爱护患者，尊重患者的生命价值，维护患者的利益和幸福，充分反映了劳动人民当家做主的现实，这就最集中地揭示了社会主义医德的本质。

二、医德的作用

医德是社会道德体系的重要组成部分，是社会公德在医疗卫生领域的特殊表现，医务工作者的医德医风和医术水平如何，直接关系到人们的身体健康与生命安危。作为一名医务工作者，除必须具备一定的专业知识和技能外，还必须具备高尚的医德医风，只有这样，才能担负起"防病治病，救死扶伤"的社会责任。良好的医德主要有以下作用：

（一）促进精神文明建设的作用

精神文明是人类在改造客观世界和主观世界的过程中所取得的精神成果的总和，它包含科学文化和思想道德两个方面内容，其中科学文化主要包括社会的文化、知识、智慧的状况和教育、科学、文化、艺术、卫生、体育等各项事业的发展规模和发展水平；思想道德方面主要包括社会的政治思想、道德面貌、社会风尚和人们的世界观、理想、情操、觉悟、信念以及组织性、纪律性的状况。社会主义精神文明是人类精神文明发展的新阶段，它不同于以往任何社会，是建立在社会主义生产资料公有制基础之上的，本质上属于无产阶级和人民大众的文明，其成果为广大人民所享用，并为物质文明建设提供精神动力和智力支持。

医德是医疗卫生领域建设精神文明的一个重要部分，它不属于政治范畴，而属于道德（职业道德）范畴，不仅是个人道德的表现形式，也是一个单位或一个行业整体素质的外在表现。同时，医疗卫生工作的发展程度，医德的发展水平也是衡量人类社会精神文明程度的一项重要标志。良好的医德医风是促进精神文明建设的重要因素。

当今社会，医疗机构作为服务单位是社会的重要窗口。实际上，医德、医风如何不仅体现着个人素质、单位及行业整体道德素质的高低，也直接影响着患者的心理和疾病的治疗，同时由于医务人员和医疗卫生单位在人们心中的特殊地位，他们的医德情操和医德实践，又会有力地感染和影响与患者有关的社会人群甚至是各行各业的社会成员，从而促使社会风尚的转变，推动社会主义精神文明建设。换言之，医务人员的服务形象实质上是社会主义精神文明建设的窗口。为此，抓好医德医风建设，督促医务人员讲究医德，文明行医、礼貌服务，既是医院作风建设的需要，同时也是为社会主义精神文明做出自身贡献。为加强卫生系统社会主义精神文明建设，需要提高医务人员的职业道德素质，改善和提高医疗服务质量，全心全意为人民服务，各医疗单位必须把医德教育和医德医风建设作为目标管理的重要内容，作为衡量和评价一个单位工作好坏的重要标准。

（二）提升医疗质量的作用

医德不仅是社会主义精神文明建设的一个重要部分，也是医院管理中教育医务人员，改善服务态度，提高医疗质量必须抓好的根本部分。

1. 利于医院工作顺利开展

现代企业制度的建立和医疗卫生制度的改革为医院的生存和发展提出了新的课题，医院要想在激烈的市场竞争中获胜，除了加大投入、引进先进医疗器械设备、开发新业务新技术和培养人才外，更重要的是挖掘内部潜力，加强医德医风建设，调动广大医务人员的积极性，以热情周到的服务、精湛的技术、良好的医德医风去赢得患者及社会的信赖，争取最大的经济效益和最好的社会效益，从而促进医院自身发展。因此，医德医风是现代医院综合实力的重要组成部分。要管好一个医院，单靠行政命令的方法是很难达到预期效果的，还必须树立良好的院风，而树立良好院风的关键就是要大力搞好医德医风建设，使广大医务人员充分认识到自己所从事职业的神圣性与重要性，认识到自己的一言一行都与患者的安危有关，对患者承担着道德上的责任和义务，将医德规范转化为医护人员的信念，以提高自己的道德境界，并在医疗实践中把医德规范内化为自觉行动和工作习惯，就会自觉执行各项规章制度，时时处处以患者为中心，积极主动地做好本职工作，从而保障医院各项工作顺利开展。

2. 能够提高医疗质量

医疗质量的好坏主要取决于医务人员的技术水平和服务态度两个方面的因素，其中服务态度在很大程度上起着决定的作用，它与医疗质量是相互依赖、相互促进和发展的，医德素质高低直接影响或决定着医疗质量的优劣。相同的技术，同样的设备，由于医务人员的医德修养不同，在医疗实践中所发挥的作用和带来的后果也大不相同。大量的事实证明，具有良好医德的医务人员，即便技术水平不是很高，但其责任心强、服务态度好，遇到问题虚心求教，对患者采用的每项治疗措施深思熟虑，治疗效果就好，漏诊、误诊少；反之，即使技术水平再高，但责任心不强、服务态度差、敷衍塞责的医护人员，就会常常出现责任性差错和事故，给患者增加痛苦。为此，树立良好的医德医风，增强医务人员的事业心、责任感，是提高医疗质量的可靠保证。

同时，随着医学模式的转变，人们医疗保健需求的变化，影响医疗服务质量的因素不断扩展。如工作效率、费用控制、服务态度、对患者需要的反应速度、对患者价值观的尊重程度、患者的参与度及服务的可及性等方面都会影响到医疗质量的提高，与此相适应，这就要求医疗机构和医务人员树立"一切以患者为中心"的服务理念，重视患者就医环境的舒适度、服务的便捷性与人性化、沟通与信息的畅通性方面的需求。

3. 有助于改善医患关系

近年来，医疗纠纷多发并呈明显上升趋势，已经成为人们越来越关心的话题。究其原因，除了随着市场经济的发展，患者法律意识和消费者意识日渐增强，同时由于科学的进步及医疗水平的提高，患者对医疗效果期望值增高，和因医疗意外、并发症或未达预期治疗效果引发医疗纠纷等因素外，医务人员的职业操守也是一个十分重要的原因。在构建和谐医患关系中，医疗机构和医务人员是主导方面。在医疗纠纷中，因技术原因引起医疗纠纷的情况很少，大多是服务态度、语言沟通和医德医风的问题。所以，良好的医德修养能够促使医务人员恪守医德规范，改善服务态度，加强交流沟通，设身处地为患者着想，为患者提供温馨、细心、耐心的服务，从而有效地改善医患关系。

（三）推动医学进步的作用

医德是在医学实践中形成和发展的，它作为一种社会意识，又具有相对独立性，一旦形成又能动地作用于医疗实践。进步的医德可以促进医学发展，反之则会阻碍医学的进步。良好的医德能够促使一代又一代医务人员为解除患者痛苦去钻研业务，献身医学，不断探索生命的奥秘，发现诊治疾病的新方法，从而有效地推动医学、医学科学和医疗技术的飞速发展。

1. 良好的医德有助于深化医学科学实验

实验作为推动科学发展的重要手段，越来越多地被应用于各个领域，医学要发展，必须进行大量科学实验。从医药研发、医学教学到疫苗研制，都依赖大量的动物实验和人体试验来完成。例如，在进行试验时，医务人员会不可避免地与受试者或患者发生联系，这就必然涉及道德标准，涉及医德规范等问题。为了最大限度地避免实验结果的不确定性、有害性和风险性，需要构建完整的实验道德伦理来有效把握医学实验的向度、广度和深度。医务人员只有明确哪些行为合乎道德，哪些不合乎道德，才能开展医学科学实验，才能做出明确的、有利于患者的结论。

2. 和谐的医德使新医学技术实施成为可能

医学的进步，必然会带来一些短时间内难以被大众接受的新技术，如人工生殖技术、器官移植技术、基因重组技术等。这时，符合科学规律的医学行为可能受到不公正的评价，传统的医德受到强烈冲击，使医学科学和传统道德观念发生矛盾，社会上呼唤新的医德关系。例如，人工授精、无性生殖的目的难以把握，以及在不同程度上使妊娠的父母身份与养育父母身份发生分离所引发的传统权利、义务、伦理、家庭、社会关系问题；羊膜穿刺术和绒膜绒毛采样及其他检查手段，能为我们提供有关遗传缺陷或遗传变态的重要信息，有助于矫正或避免遗传缺陷，但同时也意味着决定哪些类型的人群能最好地确保人类的存续，使人工繁育出这样的人成为可能；终止妊娠也牵扯到相关的医学、法律、社会、个人利益和整个人类的利益问题。所以，建立新的、适应医学发展的伦理道德，成为推动医学科技发展的必然要求。

（四）培育医学人才的作用

医疗工作是以人为服务对象的特殊职业，这就决定了对医务人员品质的特殊要求。医学人才的成长离不开医德教育，没有医德知识的医务人员不可能成长为医学人才，因为这个工作有"健康所系，性命相托"的特殊性。医疗工作这种特殊职业决定了医务工作者必须不断提高自己的职业道德水平，必须有强烈的责任感、同情心、爱心、耐心、细心，乐于奉献。从医者只有建立了良好的医德信念，养成良好的医德习惯，塑造美好的道德心灵，培养良好的医德修养，努力学习医学专业知识，才能真正成为医学人才。因此，新世纪的医学生应具备全面素质，不仅要有扎实的理论知识，精湛的临床功底，还要有高尚的医德医风。

第二节　医德教育思想与方式

医德教育是提高主体医德意识、培养主体医德情感、锻炼主体意志、树立主体医德信念、促进主体医德行为养成的过程。马克思主义观点认为，人在整个世界的对象性活动中表现出的自主性、能动性和创造性构成了人的主体性。医德教育者在医德教育的过程中应该尊重医务人员的这种主体性，对其在医疗过程中自我总结而成的且具有推广性的医德理论给予更多的肯定和关注。当前，医德教育的目标渐趋明确、内容不断更新、地位日益提升，医德教育的任务愈加艰巨。完善医德教育以适应当前的新特点、新潮流、新模式，是医德教育者责无旁贷的重要使命。

一、医德教育思想

（一）医德教育应构建医疗法律法规学习机制

1.发挥法治的引领与规范作用

法律是治国之重器，良法是善治之前提。因此应该加强重点领域的立法，加快完善体现权利公平、机会公平、规则公平的法律制度。要更好地维护和运用我国发展的重要战略机遇期，更好地统筹社会力量、平衡社会利益、调节社会关系、规范社会行为，使我国社会在深刻变革中既生机勃勃又井然有序，实现经济发展、政治清明、文化昌盛、社会公正、生态良好，实现我国和平发展的战略目标，必须更好地发挥法治的引领和规范作用。2020 年 9 月 17 日，中华人民共和国国务院办公厅印发《关于加快医学教育创新发展的指导意见》(以下简称《指导意见》)，对加快推进医学教育改革创新，全面提高医学人才培养质量做出系统部署。《指导意见》提出，要把医学教育摆在关系教育和卫生健康事业优先发展的重要地位。

在医疗卫生领域，介于医务人员与同事之间，患者之间的利益关系的调整方式多种多样，但是法律约束是最高准则，具有权威性。政府相关部门可以在结合当前我国医疗发展状况，修订现有医疗法律法规（含行政法规）的前提下，制定新的更加具体化、专业化的医疗法律法规（含行政法规），以此平衡医患及医际各方的利益。

2. 健全医疗法律法规学习机制

医疗卫生部门应该据此建立健全医疗法律法规的学习机制，制定切实有效的学习制度，将医疗法律法规的学习作为医务人员职业评审的一项重要内容。医疗法律法规的学习时间应该集中统一安排，做到全员参加。此外，每次医疗法律法规的学习形式、内容应拟定一套具体的方案，如没有突发情况和不可抗力因素，按照方案要求执行。医务人员在学习医疗法律法规时应做好学习笔记，并总结学习心得体会。医疗卫生部门要成立专项整治监察督导组，负责监督、检查全体医务人员的学习情况，将相应的情况分类统计并建立档案。

3. 严格遵守医疗法律法规

遵纪守法是古今中外优秀医务人员都十分重视的医德，当前我国的医德教育中也应该渗入法制教育的元素，法治与德治双管齐下，并行不悖，并对德治具有促进作用。

医疗法律法规在现代社会不仅重要而且必要，它以法律的至高无上的权威精神保障每个个体的生命健康权利。在当前我国社会主义市场经济的背景下，在深化医疗卫生体制改革的浪潮中，面对利益格局的调整和思想观念的转变，医务人员更应该自觉树立学习医疗法律法规的观念。传统的医德完成了从道德向法律的转换，这种转换以法律作为道德最基本底线而具有强制约束力，从而保证正常的医疗活动得以合法地进行。现代社会的医疗制度已经不再单纯地强调医德，而是同时把医疗法律法规作为约束医务人员医疗行为的具有强制力的工具。在这样的情况下，医务人员在进行医疗活动时不仅要遵守医德规范，同时还要遵守现代社会的医疗法律法规，做到行医合法。

2021 年 4 月 27 日，中华人民共和国国家卫生健康委员会等九部委联合印发了《2021 年纠正医药购销领域和医疗服务中不正之风工作要点》，要求持续纠治医疗服务中的不正之风，推动卫生健康行业作风建设再上新台阶。鉴于此，医疗服务更要在强化行业自律教育上持续发力，引导医务人员树立良好的医德医风，用医术、医德铸就医魂，彰显大爱。

（二）医德教育应以德治国及社会主义核心价值观为引导

社会主义市场经济的繁荣发展极大地强化了人们的利益意识，社会成员的道德观念与价值取向也都发生了深刻变化。医德医风建设几乎涵盖了思想政治工作的全部内容。因此，加强医务人员的医德教育是思想政治工作在医疗卫生领域的重要目标之一。

1.以德治国——强化医德教育的思想基础

我国是一个政治文明发达和治国思想丰富的国家。德与法相辅相成，德法并重，是一种科学而又明智的治理国家的策略。在医疗卫生领域，法治以强制性和权威性来规范医务人员的行为；而德治则以劝导、感召和吸引来提高医务人员的思想道德素质，是一种软约束。当某些医务人员只是行为不端，并未触及法律时，可以依靠德治，即道德感化、思想教育和社会舆论施压等方式加以规范、约束和监督。德治的作用不能完全由法治替代。强调以德治国，不仅能旗帜鲜明地反对医德医风建设无用论，而且也能为医德教育在医疗职业中扮演的角色恰当地定位，进而加强医德教育在医疗职业中的力度。从这个意义上而言，建立健全与我国社会主义市场经济相适应的医疗体系，必须充分肯定以德治国思想在医德教育的作用。以德治国，正是对医德教育给予的高度评价，也为医德教育提供了坚实的思想基础[①]。

2.社会主义核心价值观——实现医德教育的政治基础

社会主义核心价值观倡导富强、民主、文明、和谐，自由、平等、公正、法治、爱国、敬业、诚信、友善，其反映的是人民群众的核心价值取向、价值诉求，是形成全社会共同的理想信念和道德规范的精神纽带。根据社会主义核心价值观

① 周政.中国医德现状与医德教育研究 [D]. 海口：海南师范大学，2015：37-48.

的内容，在对医务人员进行医德教育时，要使其明确只有文明、和谐、平等、守法、爱岗、敬业、诚信、友善才能够做到尊重体贴患者、掌握患者的心理状态；只有将医疗过程同热情服务结合起来，才能最终赢得患者的信赖。只有树立并强化职业自信心，将为医疗卫生事业奋斗终身作为最高行动指南，才能无愧于医生（或护士）这一被患者乃至全社会给予厚望的神圣职业；只有自觉对自己的价值观进行重新审视，使之符合社会主义核心价值观的标准要求，才能使医德真正实现良性发展。

（三）医德教育应体现以爱为核心的理念

1. 医者仁心的理念

爱是人类对自身及其生存世界的一种普遍关怀的思想情操及相应行为。所谓爱心教育即爱育，就是关于人类爱的教育和培育，也就是关于人类对自身和生存世界的一种普遍关怀的思想情操及相应行为的教育和培育。在《论语·颜渊》中：樊迟问"仁"，子曰："爱人。"这是"医乃仁术"的最原始的出处。由于"仁"的核心是"爱人"，与医德教育的出发点相一致，所以才有了"医乃仁术"这样的说法。在《论语·秦伯》中也提到："士不可以不弘毅，任重而道远。仁以为己任，不亦重乎？死而后已，不亦远乎？"这句话虽然本意并不是针对医务人员谈的，但对于以救死扶伤为己任的医务人员而言，却没有比这样的形容更贴切的了。

2. 仁者爱人的理念

孟子曰："仁者爱人，有礼者敬人。爱人者，人恒爱之；敬人者，人恒敬之。"（《孟子·离娄下》）意思是仁者是充满慈爱之心，满怀爱意的人；仁者是具有大智慧，人格魅力，善良的人。仁者爱人，这与医德教育的出发点是相一致的。人性不是千篇一律的，没有完全的善，也无完全的恶，各人的人性存在区别和差异。医德来源于人性。医德的主体和承载者是医务人员，医德主体的基础是人性。人性是医务人员产生和实践医德的原动力，也是医德由医患关系和医际关系的他律向个体自律转化的媒介。医德教育应该以爱育为核心，不应过多地使用刚性的说服教育而应刚柔并济，突出人性化的特点。从人性的角度出发，注重医务人员在接受医德教育过程中如何理解与认同对这种爱的诉求与表达，并将"爱"以医德的形式表现出来传递给患者与同事。将内心深处的情感动力转变为可能性因素。在对医务人员进行医德教育时不断引导，使医务人员的情感潜能得以巩固、发展并不断成熟完善。通过情感的传递，使医德教育者的教育思想情感内化为医务人员的医德思想情感，并在医疗卫生实践中体现。从而使医务人员的医德品质被广泛接受和认同。

（四）医德教育应尊重心理状态的差异性

在医务人员的职业发展过程中，不断接受着医德的再教育。医德教育者只有掌握受教育者的心理状态、心理活动特点和心理变量因素，才能有效促进医德建设目的的实现。

1. 把握适宜的心理接受程度

从心理认知的角度而言，对医德教育内容的理论层次要求较高，因为医务人员除了满足于应该怎么做的同时也应深入了解要这样做的原因。因此，在进行医德教育时必须把握适宜的心理接受程度，在浅层次说服教育的同时，还要从深层次答疑解惑。从心理方面解决医务人员的困惑，使之豁然开朗，增强医德教育的成效。同时，医德教育者要尊重每个医务人员的性格特征，才能增强医德教育的针对性，这是心理学规律的内在要求。医务人员作为一个职业群体，每个人的医德养成过程、方式和侧重点也不同。医德教育为此应改变千篇一律的机械式灌输，因人而异，采取适宜的方法进行教育。

2. 重视从众心理的影响与诱导

从众心理往往使医务人员易受环境因素的诱导和影响，自觉或不自觉地跟随和模仿别人的行为。当前，部分医务人员的心态容易出现不良波动，呈现出物欲化、躁动化和庸俗化倾向。针对这些情况，医德教育者尤其要重视对医务人员的从众心理进行及时干预，避免医务人员医德滑坡，随波逐流的情况发生。

3. 发挥医德教育者自身独有的人格魅力

由于医德教育具有示范性，也就是医德教育者要躬亲示范、身体力行，将人格魅力体现在能让人接受和效仿的医德教育行动中。只有形象真实才能展示自己，从心理角度而言，医德教育者应该率先践行自己所提倡的医德教育理念，以高尚的人格魅力赢得医务人员的尊敬，医德教育才能产生可预见性的效果。

（五）医德教育应借助媒体积极舆论的宣传

在构建社会主义和谐社会的进程中，提倡发挥榜样的作用，向道德模范学习，用他们的先进思想、崇高精神和感人事迹引领社会风尚，有着重大的理论意义和现实意义。在医德模范标兵的身上既体现着高尚，又体现着平实。由于榜样具有现实性、具体性、生动性及可比照性，医德教育者应该把医德模范标兵在医德教育中的影响力凸显出来。榜样具有重要力量，而榜样的思想行动又具有激励、教育作用。医疗队伍中的榜样激励就是在医德教育者的引导下，让医务人员通过对榜样的理解、感知和崇敬，进而学习榜样的思想，模仿榜样的言行举止，形成符合一定要求的社会态度和行为习惯。

当前各国都对从医人员的医德素质做出明确的要求，欧美国家主要采取制度监督，我国则主要依靠社会舆论监督。主流媒体是社会舆论监督与宣传的核心力量、主导者和前沿阵地，能够以广泛的覆盖率加强社会舆论宣传，传递社会正能量。目前我国媒体的主要传播形式包括报纸、杂志、广播、电视、网络等。通过媒体的大力宣传，使医务人员从对榜样隐约、模糊的认识开始，到经过主流媒体一系列生动、形象、具体的事例介绍而加深印象，此时医德模范标兵便具有了以行动人、以情感人的能量，无论在医疗队伍内部，还是在社会范围内都更容易被接受。所以通过主流媒体的宣传和集中调动，能够诱导医务人员树立正确、高尚的思想动机，然后将其转化落实为自为的、进步的医德行为，这是榜样的作用，也是榜样激励的发展规律。由于医德模范标兵产生极大的思想感召力和行为影响力，因而这种"身教"的作用远胜过"言教"。

二、医德教育方式

（一）医德教育的科学考评方式

医德评价是建立在对医德的理论原则、规范制度的深刻认识基础之上的，对医务人员具有重要的医德价值导向和激励鞭策作用。因此，正确而全面地把握医德评价的依据和标准，运用科学的医德评价方法，有利于推动医德教育，同时也有利于形成良好的医德风尚。

医德教育必须同道德评价、职称评定、德才表现鉴定相结合。将医德要求落实到医疗卫生服务机构的具体科室。通过制定医德监管考评细则，使抽象的医德教育要求具体化。由此才能将医德理论转化为医务人员医疗服务职业行为道德准绳，提高医疗服务质量，实现医德教育的社会效益。当前三级甲等医院的医德考评机制建设渐趋完善，但二级甲等医院和二级乙等医院在医德考评体系建设方面还需努力完善。医疗卫生主管部门应加强政策性扶持，同时医疗卫生服务机构应结合本部门发展实际，制定合理的医德考评措施。

在世界卫生组织"使全世界人民获得尽可能高水平的健康"宗旨的指引下，我国的医疗卫生服务机构，既要保持全心全意为患者服务的本质，又要成为世界卫生组织新规则下能够独立生存和发展的实体。我们只有正确应对医德沦丧问题，改善医疗卫生服务行业发展过程中的考评体系，提高医疗卫生服务总体质量，才能保证我国的医疗卫生服务符合世界卫生组织的要求。

（二）医德教育的有效监督方式

有效管理是医疗机构提高医疗服务质量，实现行业、社会经济效益的重要保证。建立并完善医德监督管理体制就是要实现医德教育同医疗卫生部门的监督管理相结合。要求在实施医德教育的过程中，从道德层面来监督医疗管理制度的建立并不断地臻于完善，例如医疗服务的监督管理和制约机制，医疗服务行业规范标准的制定和执行，医疗服务透明度的提升等。与此同时，医德教育者还应该对医德管理制度在医疗服务过程中的实际落实情况给予高度的关注并及时调控，保证医务人员的医疗处方、医疗技术与手段及医疗设备等方面的整合，实现资源的合理优化配置和发挥最大的效益。医德教育者还应该为医疗卫生部门的日常医德监督管理工作提供必要的协助，帮助医务人员认识并理解医德监督管理工作的必要性、重要性和持续性，帮助他们用医德原理及方法解释和处理医疗服务过程中的索取与奉献，个人利益与集体利益等方面的关系，从而杜绝各种不符合医务人员职业身份的行为。

（三）医德教育的合理奖惩方式

在医疗工作过程中，医务人员既有物质褒奖的需要，同时也有精神抚慰的需要。每一位医务人员都从内心深处期盼着自己的医疗服务赢得患者的尊重、领导的认可和社会的广泛支持。在此情况下，给予医务人员精神奖励的作用远大于物质奖励。因此，物质奖励应根据实际需要适当利用，与精神奖励相辅相成，协调发展。以合理奖惩推进医德教育，既可以看作对医务人员高尚医德的承认，也可以看作约束医务人员医德行为的一种方式。在泾渭分明的奖惩机制引导下，医务人员更乐于规范自己的医德行为，从而趋向奖赏，规避惩罚。

辩证唯物主义认为，任何事物都有一定的"度"，逾越了"度"，事物的"质"

就发生彻底的改变。对医务人员的奖惩也不应例外，须适度，绝不能让其过于泛滥，失去应有的医德教育效力。建立健全明确有效的奖惩赏罚举措，无疑对调控医务人员在医疗活动中产生的消极思想和情绪并鼓励正确的医德行为起到促进作用。以奖励助推医德教育，就是对严格遵循医德规范且医德高尚的个人、团体，给予奖励和表彰；对不认真遵循医德规范者，应进行批评教育，对严重违反医德规范经教育不改者，应视情况给予不同程度的处分。对医务人员的奖惩应与工资奖金分配、推优评优挂钩，作为确定医务人员是否称职的重要依据。

（四）医德教育的医疗保障补偿方式

医疗卫生消费与其他消费相区别的显著特点就是具有一定的公益性，如果政府相关部门在医疗卫生方面资金投入不足，很容易诱发医务人员的逐利倾向。维护人民群众生命健康安全是政府部门众多职能中最重要的一个职能，政府相关部门应对医疗卫生事业提供政策性的保障支持，利用行政干预手段，在资源调配过程中有效发挥主导作用，统筹城乡二元医疗结构，增强财政对乡镇医疗卫生机构的医疗卫生资金投入和医疗卫生项目的扶持力度，对享有国家最低生活保障标准的群众在就医方面给予同等医疗保障待遇，从而在源头上减少医德隐患。

建立健全的、覆盖全社会范围的医疗保障机制，不但可以增强患者支付诊疗费用的能力，还可以增进患者的医疗角色认同感。政府相关部门应在尊重群众意愿的基础上，按其实际需求和承受能力，进行保障形式创新，逐步将城镇居民及城镇常住流动人口纳入医疗保障体系。建立健全、科学、完善、合理的医疗补偿机制同样有助于改善医疗环境，促进医德的健康发展。我国推行医疗补偿制度，是以国家的医疗卫生工作系统作为主体来实施的，它是医疗卫生事业部门中非常重要的一项制度措施，能够切实地保证医疗卫生部门落实自身的职责，从而维持国家的医疗卫生事业的健康持续发展。

卫生事业是实行一定福利政策的公益事业，应逐步建立和完善城镇居民医疗补偿机制，在降低制度运行成本的同时提高服务效率和质量，使卫生事业持续、稳定、协调地发展，适应社会主义市场经济的需要。医疗补偿制度建设要对国家各区域范围内的医疗服务机构进行合理规划，根据不同区域的医疗卫生机构发展情况，对医疗卫生资源进行合理性分配，通过统筹分配医疗卫生资源，适当补偿各地区医疗卫生资源分配不均的现状。国家还应积极探索医疗补偿的新方式，使之适应社会主义市场经济的发展要求，并与医疗卫生机构的经营管理状况相联系。

拓宽医疗补偿渠道，通过对社会各企事业单位的合理融资、科学集资作为医疗补偿资金来源。还可以通过一些优惠政策的实施，有效进行医疗补偿。

此外，还可以确立医疗保险制度，将企事业单位职工纳入社会保险体系中，以覆盖社会、服务群众的商业保险作为辅助医疗补偿的手段。医疗救助是在社会公平原则与效率原则的基础上，对无力支付医疗卫生费用的群众进行救济、资助。医疗救助既有利于改善我国社会城乡居民的健康水平，又有利于提高有限的卫生资源的使用效率，它理应成为目前我国综合性卫生改革措施中不可缺少的构件之一。实施医疗救助计划，不仅能够极大改善医疗卫生服务的利用率与健康公平性，而且在一定程度上能够提高有限的医疗卫生资源使用效率，促进医德水平的提升。

第三节　护理学专业医德教育的路径

医学集科学与技术于一身，但其实践与交往的对象是人，因此在本质上医学体现出一种人性的温暖与光辉，其本质亦是一种人学。随着医学模式的转变、生存质量的提升以及医患关系的日趋紧张，医学人文关怀与医德教育培养已经引起人们的重视。然而在医学的实际操作中，仍旧存在着重视医学的理论传授与技能操作，淡化乃至忽视护理学专业医德培养与研究的现象。因此，对护理学专业的医德培养及教育问题进行探讨尤为重要。护理学专业医德教育的路径可以包括以下几个方面：

一、学校医德教育

（一）管理层面的医德教育

学校医德教育要完善学校医德教育的管理机制。

（1）加强医德教育领导小组的管理力度。形成以主管学生工作的党委副书记为主要领导，党委宣传部、组织部、社科部、学工部、团委等有关部门负责人参与的医德教育领导小组，认真贯彻教育部门和学校的相关政策。

（2）医德教育管理体制要全面落实。在日常教学、管理和服务的过程中，要强调所有参与医德教育工作人员的医德教育职责，纳入其工作日程与考核标准，促进全体参与人员切实贯彻医德教育工作政策，保证医德教育真正实施，以达到医德教育的良好效果。①完善医德教育工作队伍。学校要充实医德教育工作队伍，以培训方式来提高队伍工作能力，以提升队伍待遇来稳定工作队伍。②提高医德教育设施使用，提高校报、广播站、阅读栏、宣传栏等宣传手段的利用率，定期、有规律地开展政治理论培训活动，要充分运用既有的电教设备等教育手段和设施，巩固和提高医德教育效果。③拓展学校医德教育工作举措。要优化师资结构，强化主阵地建设，发挥主渠道作用；在日常工作中，要深入开展"三育人"活动，发展其医德教育功能，健全社团组织，引领医德潮流；在学校建设中，要加大对校园文化软件及硬件的投入，优化校园文化环境，提高校园文化品位，陶冶护理专业学生的思想情操；在实践教学中，教师要培养护理专业学生的世界观、人生观和价值观，锻炼护理学专业学生的职业能力与坚定意志。

（二）教师层面的医德教育

1. 教师示范的医德引导

加强教师示范的医德引导，一是强化教师的示范作用。事关教师的点滴都是教材，在医德教育过程中，教师要有耐心、有爱心，要多在微小细节上给学生做示范。在正式上课前，教师应该把自己的手机关闭或调成静音，这一举动会使护理学专业学生清楚地意识到上课期间接打电话、玩手机是不礼貌的举动；在上课期间，教师要以淡妆面对护理学专业学生，从而会引发护理学专业学生对化妆的理性思考；在学校期间，教师应按学校规定进出、行走、行车、停放车，这样会使护理学专业学生不自觉地体会到教师的人格魅力。二是充分展示教师的榜样作用。"学高为师，身正为范"，教师要时刻注意自己的言行，加强自身医德修养，注重自身的医德品位与言行、授课技能、精神风貌，不断感染、熏陶护理专业学生，积极发挥榜样的力量，在潜移默化中持续提高护理学专业学生的医德水平。由于护理学专业课程大部分都与生命密切相关，所以教师在做实验时，应对每个现象仔细观察、对每个数据认真核对；实习教师在护理患者时，应对每个护理环节反复斟酌，应对每个护理措施精心实施操作，让敬业、耐心、爱心在这些过程中展露无遗，从而强化护理学专业学生在专业实践中的医德自觉意识。

2. 教师自律的医德引导

加强教师自律的医德引导，一是不断加强教师的医德信念。教师只有坚定的医德信念，才能在言行上约束和控制自己，才能在教书育人时真正履行职责，才能从源头上引导护理学专业学生确立高尚的医德理念。教师应当紧跟时代的步伐，树立终身学习的理念，不断地用新知识充实自己，不断强化和提高自身的医德素质，抓住与护理学专业学生密切接触的机会，以自身良好的医德知识、医德言行影响与熏陶护理学专业学生，促进护理学专业学生医德水平的连续提升。二是持续培养教师的医德情感。教师只有热爱自己的职业，才能热情地对待护理学专业的每一位学生，才能真切地体验患者痛苦，才能认真地坚守信念。教师要自觉、自愿地热爱自己的工作，将全部身心和爱投入教书育人的工作中，提升自己的个人教学魅力，如此才能增加工作的责任感和幸福感，更好地为护理学专业学生的成长服务，为国家的教育事业做出自己的贡献。三是时时规范教师的医德行为。教师只有依据医德规范，才能更精准地服务于患者，才能对护理学专业学生进行医德教育与医德素质培养。无论是在日常生活中还是在教书育人中，教师都要始终做到知行统一，时刻以医德规范来约束自己的言行，为护理学专业学生树立医德榜样。

（三）组织层面的医德教育

1.改革护理学专业的课程体系

护理学专业课程体系设置以专业为中心，医德教育的内容涉及较少，需要通过优化教学课程，适时适当地增加医德教育内容。基于护理学专业的教学实际情况，教学安排一般分为三个阶段：第一阶段是通识教育教学，课程相对较轻，这时可以安排医德教育的基础内容部分，巩固护理学专业学生的专业思想，为后续的医德教育奠定基石；第二阶段是专业教育教学，包括专业基础教育，课程量相对较重，此时护理学专业学生对专业有了更进一步的认识，也有了一定的认可度，这时可以多增加些与护理学专业相关的医德内容，培养护理学专业学生的职业认同感和荣誉感；第三阶段是实践教育教学，此时以所学理论的实践为主要内容，要结合实践内容开始就医德的核心内容进行教育，如奉献精神、敬业精神、服务意识、职业纪律等，提高护理学专业学生的护理能力和社会责任感，帮助学生树立护理职业理想，增强学生的终身学习意识、医德规范与医德言行相结合的意识、医德自省与医德自觉的意识。

2.完善医德教育的基本内容

完善医德教育的基本内容，一是适应时代发展，更新人文知识，充实医德内容。时代的进步要求医德培养必须与时俱进，只有丰富医德教学内容，才能有效提升护理学专业学生的医德素养。由于部分人文课程与护理学专业学生的实际情况结合得不够紧密，难以适应当下的教学要求，应更新其中不合要求、落伍的部分课程，可以多列举一些前辈在获得成功的过程中，献身科学、追求真理、全心全意为患者服务的事迹，多分析、多讲解、多学习，培养护理学专业学生的优秀人文精神，提高学生的医德素养。二是重视校园文化建设，加强医德熏陶。校园文化是护理学专业医德教育的有效形式。健康的、积极的、向上的校园文化环境，会持续陶冶护理学专业学生的情操，促使他们不断追求真、善、美，促使他们树立正确的伦理道德观念，进而形成良好的、健康的素质。

3. 发挥党团组织医德教育作用

发挥党团组织医德教育作用，一是树立政治信念的同时树立医德观念。要明确全心全意为患者服务是全心全意为人民服务目标的具体与延伸，学习党的基本知识、价值观，培养学生的医德情感，确立奉献祖国的远大目标。二是宣讲政治理论的同时开展医德教育。学生党支部在学习党的理论、路线、方针、政策的同时，结合思想实际和社会现实，以医护工作者医德高尚的真实事迹为内容要义，开展相应的主题讨论，在护理学专业学生心中树立典范教育。三是发扬优良党风的同时加强医风培养。理论联系实际的优良作风延伸到护理学专业学生的学习当中，就是要学生在学好理论知识的基础上，用理论指导他们的实践生活，培养他们严谨、求实的品质。密切联系群众这一党的优良作风延伸到护理学专业学生的学习当中，就是要学生心系患者，全心全意为患者服务，坚持和发扬救死扶伤的人道主义精神。

二、医院医德教育

医院的医德教育，一是健全医护人员医德学习制度，提升医护人员医德素质。要重视对医护人员的医德学习，定期进行医德知识教育；要密切关注医学行业的前沿动态，并据此随时调整医德教育内容。二是完善医院管理制度，构筑医德建设长效防线。要根据工作中暴露的问题，不断修正医护人员职业道德规范、廉洁规定等制度，筑牢医德建设的栅栏，增强防护能力；要创建评估制度，对医德教育的教学及学习效果进行评价；要建立多种模式的医德监管制度，对护理学专业学生的医德学习和行为进行监督与管理，对医护人员的医德失范行为进行有效防止和及时矫正；要健全评议制度，设置激励措施，表彰医德高尚者，处分医德低下者，对医德教育效果进行巩固。三是教师层面要模范履行医德规范，不断提高自身医德修养。见习、实习老师要将教书育人的工作结合到医护工作的细小事情中去，对患者要耐心地、认真地护理与诊疗，要不怕脏、不怕累，要多关心、体贴患者，让这些工作细节感染和熏陶护理学专业学生，引导学生向良好医德的方向迈进，坚强他们的医德意志。

三、社会医德教育

优化医德教育社会环境。营造良好的社会舆论，引导社会舆论面对热点事件时做出正确的道德选择；培育向上的社会思潮，创造健康的社会文化氛围，激发护理学专业学生健康向上的道德情感，培养其坚定不移的道德意志，内化学生的职业道德行为。

加强家庭教育推进医德基础的培养。和谐的家庭教育氛围是培养良好医德的基础，家庭是护理学专业学生从小成长的地方，家庭教育对学生起到潜移默化的作用，也对价值观念和医德观念的树立起着不可估量的巨大作用，因此家长要时时规范自己的言行，为学生将来进行医德教育奠定良好的基础。

第二章　护理教学及内容体系

护理学是一门实践性很强的学科，随着国内各项护理人才培养工作的推进，护理教学工作也在不断拓展。正确认识、了解护理教学及其内容体系，对护理教学的更好开展有着极其重要的指导意义。本章重点阐释护理教学的理论支撑、护理教育与教学目标、护理教学过程与原则。

第一节　护理教学的理论支撑

教学是一种由以教师为主导的"教"和以学生为主体的"学"组成的教与学统一的双边活动。在教学过程中教师按照社会的需求、不同层次的教育目的和教学任务，有目的、有计划、有组织地以多种教育形式向学生传授知识、技能，使学生的智力、体能、道德品质等各方面得到全面发展并形成独立的世界观。护理教学是在护理教育目的和培养目标规范下，以课程内容、教学手段为中介的师生双方教和学的共同活动。

护理教学的任务是通过有计划、有步骤的教学，引导学生掌握系统的护理知识、技术，发展能力、体力和个性，逐步形成科学的世界观、人生观、价值观和专业道德素养。学习理论有助于认识学习问题和解释学习现象，学习理论阐述了学习的本质及过程，这些基本理论，可以加深我们对学习的认识，了解教学活动与学生学习之间的关系，帮助教师组织教学活动。学习理论是教育学的分支学科，阐述了教学工作的哲学思维方法，可以指导教学实践，贯穿于护理教育课程设置、教学模式、教学策略、教学管理等各个环节。学习理论不仅是教育研究及教学实践的理论基础，也是教学改革的实践指导。护理教学的理论支撑可以包括以下方面：

一、行为主义心理学理论

行为主义心理学产生于 20 世纪初，是现代心理学的主要流派之一，行为主义学习理论主要的观点是：学习的过程是包括动物和人类在内的有机体建立"刺激—反应"联结的过程。不同派别的行为主义学习理论对学习的解释并不完全相同，这里主要探讨试误学习理论、经典条件反射学习理论和操作性条件反射学习理论。

（一）试误学习理论

试误学习理论认为，学习就是"刺激—反应"的联结，学习的过程是一种"尝试—错误"的过程。

1. 试误学习理论的观点

试误学习理论认为，学习是通过尝试错误、不断地修正行为形成的结果，学习的实质是通过渐进的"试误"建立刺激—反应联结的过程。通过试误建立刺激—反应联结需要遵循准备律、练习律、效果律三大法则。

（1）准备律。在学习的开始学习者需要一定的预备定势，可以分为三种情况：①学习者有准备时，给予行动则产生满足感，那么同样的刺激情境就容易形成同样的反应，有利于某种刺激—反应联结的形成；②学习者有准备时，不让其行动则产生苦恼；③学习者无准备时，强迫其行动则产生苦恼。

（2）练习律。练习律指刺激—反应联结的强度取决于练习次数的多少，即应用律和失用律。①应用律：一个已经形成的刺激—反应联结，使用的频率越高则其联结力量越强。②失用律：一个已经形成的刺激—反应联结，使用的频率降低或不加以应用则其联结力会减弱或者消失。

（3）效果律。效果律指刺激—反应联结受到反应结果的影响。这个定律强调个体对反应结果的感受将决定个体学习的效果。如果反应结果是满意的、赞赏性的，联结就会增强，如果反应的结果是不满意的、惩罚性的，联结力就会减弱。

2. 试误学习理论在护理教育中应用

试误学习理论关于学习的三个主要学习律，对护理教学尤其是护理操作技能教学具有指导性意义。

（1）准备律的应用。教师应认真做好教学准备工作，课前应充分了解学生的身心准备状态及文化背景等实际情况，除了强调学习内容的重要性以激发并强化学生的学习动机、唤起学生学习的自主性外，教师还应认真钻研教材、精心设计教学过程中的每一个环节以吸引学生注意力，激发学生学习动机。学生则应在课前预习，发现问题、了解重点，在教师指导下搜集相关的学习资料，在最佳的状态下接受学习。

（2）练习律的应用。护理是一门临床实践要求很高的应用学科，为满足临床护理需求，学生应在教师的指导下完成各项基础护理及专科护理技能的学习，并通过练习以达到熟练的要求。护理操作技能仅靠课堂学习、观摩示教、单次练习，很难形成牢固的记忆，需要通过反复的练习，才能熟记整体流程。此外学生练习时需要安排好指导教师或结伴练习以及时纠正错误操作，在不断的"试误"与纠正的过程中提高学习效果。

（3）效果律的应用。教师应在学生操作学习中为学生创造展示自我的机会，发现其优点，及时给予点头微笑或赞许的眼神，在学生进行练习后给予积极反馈，及时给予表扬和鼓励，使学生感到满足，从而提高学习兴趣，增强学习联结力。

（二）经典条件反射学习理论

美国著名心理学家华生将俄国生理学家巴甫洛夫的经典条件反射理论用来解释个体的学习，发展创立了经典条件反射学习理论。

1. 经典条件反射学习理论的观点

经典条件反射学习理论认为学习是通过经典条件反射建立刺激—反应联结的过程，刺激与反应联结的形成遵循频因律和近因律：①频因律：练习的频率在习惯中起重要作用，在其他条件相同的情况下，某种行为练习得越多，习惯形成得就越迅速。②近因律：当反应频繁发生时，最新近的反应比较早的反应更容易得到强化。

2. 经典条件反射学习理论在护理教育中的应用

应用经典条件反射原理，护理教师可以促进学生的正面情绪反应，形成积极的学习行为。此外，还可以帮助学生消除某些已经形成的有碍于学习的消极条件反射，避免负面情绪的形成。消退律可用来矫正学生的偏差行为。例如，学生因学习成绩差，刻意扰乱教室秩序借以引起教师的注意，如果教师当众予以批评和指责，很可能会对其偏差行为产生强化作用；但若教师不予理会，或是借机夸奖其邻座的学生，其偏差行为发生削弱作用；长此以往，学生的偏差行为将因得不到强化而终于自动消失。泛化律则可以用于提高学生学习意愿，如对《基础护理学》不感兴趣的学生，可以通过讲述贴近学生生活的例子来让学生感觉到学科知识对自身的帮助，与学生建立良好的师生关系，学生就可能因为喜欢该教师讲课的方法和氛围而喜欢上这门课。

（三）操作性条件反射学习理论

1. 操作性条件反射学习理论的观点

操作性条件反射学习理论认为个体行为可以分为两类：应答性行为和操作性行为。应答性行为是先行刺激所引发的机体的被动反应，具有不随意性，如被针刺时的缩手反应。操作性行为是有机体对环境主动发出的反应，如白鼠的按压动作。学习的结果是使有机体形成刺激—反应的联结，学习的过程即操作性条件反射形成的过程，也就是反应—强化的过程。强化是增强反应概率的手段，不同的强化类型和强化程序可影响行为的学习。

（1）强化类型。斯金纳将强化分为正强化和负强化两种类型，正强化（又称积极强化）是通过某种刺激增强反应概率，即某种行为发生后，给予奖赏性和积极的刺激，就能增进该行为重现的概率。负强化（又称消极强化）则是通过终止某种刺激来增强反应概率，即在某种行为发生以后，如果可以避免其相反行为所带来的结果就能增进该行为的重现率，所谓"反面教材"说的就是这个道理。

（2）强化模式（强化程序）。根据强化刺激给予的时机可以分为两种模式，连续强化指在每次正确反应后都给予相应的强化，连续强化在教学习者新的反应时最有效，但这种强化容易消退；间歇强化又称为部分强化，指强化物不是持续给予，而是选择一部分学习者正确反应后提供，另一部分则不提供。

2. 操作性条件反射学习理论在护理教育中的应用

在护理教育中，不同的学生对各种强化物反应不同，应注意强化类型及强化程序的灵活应用。

（1）强化类型的应用。强化类型主要运用于对学生行为的塑造与矫正，对不同的学生应提供不同的强化。对行为良好的学生教师应及时给予点头、微笑或表扬等正性强化，以促进该行为的保持，对课堂纪律稍差的学生，教师可以用学生能接受的方法对其进行提示，并对学生的进步及时给予肯定，帮助其纠正错误的行为。在护理教学中为避免学生发生护理差错，也可使用负性强化，使学生了解核对制度的重要性，在护理操作中谨记核对流程与方法[1]。

---

[1] 苗蓓蓓，张蔚，刘振波. 现代护理教学与临床实践 [M]. 广州：世界图书出版广东有限公司，2019：3-8.

（2）强化程序的运用。在教授新的知识时，要及时进行强化，学习早期阶段应对每一个正确反应都给予强化，随着学习进程的深入应转化为间歇强化模式。

二、认知主义心理学理论

认知是指人内在的思维过程，如感知、思考、学习、记忆、领悟及解决问题的能力等。认知主义心理学的学习理论认为学习是形成反映整体联系与关系的认知结构，并非机械、被动地形成刺激—反应的联结；学习的过程是主动进行复杂信息加工的过程，而非受习惯支配；学习在于内部认知的变化过程，强调学习的内部条件，如主动性、内部动机、过去经验、智力等。

（一）顿悟学习理论

1. 顿悟学习理论的观点

顿悟学习理论认为学习并非形成刺激—反应联结，而是通过积极主动的组织作用形成与情境一致的新的顿悟（完形）。学习的过程不是简单的神经通路的联系，而是个体利用自身的理解力对情境进行组织的过程；不是动作的累积或盲目的尝试，而是个体利用自身的智慧对情境与自身关系的顿悟。

2. 顿悟学习理论在护理教育中的应用

护理教育的目的是培养护生判断临床情境、运用课堂习得知识、灵活使用护理技能解决临床实际问题的能力，以使更好地服务患者，提高护理满意度。因此护理教师在教学过程中常会设置与教学内容相关的临床情境来为学生的顿悟创造条件。如给药的教学中不仅要让学生通过记忆熟记给药原则，还可以设置一些给药的情境，提问学生给药的时机、方法、注意事项，以帮助学生判断临床实际情境了解运用查对原则的时机。

（二）认知发现学习理论

1. 认知发现学习理论的观点

认知发现学习理论的主要观点可概括为发现学习法和结构教学观。

（1）发现学习法。发现学习是指学生通过自己的探索寻找，在学习情境中获得问题的答案的一种学习方式。发现学习不仅指发现还未做出解释的现象及事物，还包括学生通过阅读书籍、查阅文献搜集资料及独立思考而获得新知识的过程。发现学习的特征包括以下方面：

第一，强调学习过程：在教学过程中，学生作为知识探究者应该是积极主动的，教师应该创建情境帮助学生独立探究。

第二，强调直觉思维：直觉思维是一种跃进、越级和走捷径的思维方式，是科学发现活动的前奏。

第三，强调内在动机：知识获得的过程受到学生认知需求的驱使，学习或工作的动力来自内部动机。

第四，强调信息提取：学习记忆的首要任务不是储存而是提取。

（2）结构教学观。学习是运用编码系统学习学科的基本结构的过程，即类目及其编码系统形成的过程，学习是为了形成和发展学生的认知结构，类目是指有相同属性的对象或事件，编码系统则是指人们对环境和信息进行分类组合的方式。认知表征是人们知觉和认识事物、理解知识的一套规律及手段。结构教学观强调了学习学科基本结构的重要性，运用编码系统对基本结构学习的促进作用，运用认知表征对学生认知发展的促进作用。

2.认知发现学习理论在护理教育中的应用

（1）发现学习法的应用，应提倡带着问题进行学习，重视内部动机对学习的促进作用。学生课前应进行预习以发现难以解决的问题，教师课堂上或者课间应及时解答学生的疑问，课后可向学生提出可独立学习的问题，让学生自己去查找资料寻找问题的答案，以便他们在这个过程中学会学习的方法。

（2）结构教学观的运用，要重视学科的基本结构及学习的基本原理，教师教授知识应尽量条理化、概括化，用发现学习法和引导的方式帮助学生对知识进行编码，促进编码系统的形成。

（三）意义同化学习理论

1.意义同化学习理论的观点

意义同化学习理论，依据学习方式将学习分为接受学习和发现学习。接受学习指教师将学习的主要内容以定论的形式传授给学生，学生只需对所学内容加以强化，以便将来的再现和运用；发现学习指学习的主要内容不是现成地提供给学生，而是由学生自己去发现，然后把这些知识内化和运用。

依据学习材料与学习者认知结构中已有知识的关系，将学习分为机械学习和意义学习。机械学习指学习者无进行有意义学习的心向或无适当的认知结构，单纯依靠记忆学习材料；有意义学习是指符号所代表的新知识与学习者认知结构中已有的知识建立起实质性联系的过程。

意义同化学习理论认为进行有意义学习必须具备三个前提条件：①学习材料本身必须具备逻辑意义；②学习者应具备有意义学习的心向；③学习者的认知结构中必须有同化新知识的原有的适当观念。

同化是新观念与学习者原有的认知结构中的观念发生相互作用，使原有认知结构发生变化并使新知识获得心理意义的过程。新旧知识相互作用的同化模式可以分为三种模式：①下位学习又称类属学习，是指将认知结构中概括程度或包含程度较低的新知识归属到原有概括程度或包含程度更高的知识之下的学习。新学习的知识在包容和概括的水平上低于认知结构中原有的知识，则新知识与旧知识的归属关系为下位关系。②上位学习又称总括学习，指通过综合归纳获得意义的学习，即新知识与旧知识的归属关系为上位关系时，新知识把原有知识结构归纳组织进来。③并列结合学习又称组合学习，新知识与认知结构中已有的知识不产生下位关系和上位关系时，新知识是在原有知识上的外推，它们是并列关系。

2. 意义同化学习理论在护理教育中的应用

（1）有意义学习的应用。有意义学习的条件提示教师课堂授课时应该激发学生的兴趣，应让学生觉得所授知识对他们而言是有意义的，提高其探究新知识的意愿，从而提高学习效率。例如，《基础护理学》中生活护理部分，教师应适当举例联系学生实际生活，让学生感受到学习该部分知识的实际意义。

（2）同化理论的应用。缺乏有意义学习心向的学生往往不愿意主动寻找新知识与旧知识之间的关联，而是死记硬背所学习的知识。为了使学生能够对所学知识产生深刻的印象及获得明确的概念，护理教师在讲授新知识之前需要运用大量先行组织者教学策略，为学生架起新旧知识相互转化的桥梁。

（四）信息加工理论

20世纪50年代初，由于电脑信息技术的发展与心理学发展的自身批判和反省，出现了将人脑与计算机进行类比，用计算机处理信息的过程模拟并说明人类学习和人脑加工外界刺激的过程的理论，20世纪60年代以后信息加工理论开始盛行。信息加工学习理论是用来解释人类如何通过感觉、注意、辨识、转换、记忆等内在心理活动来吸收、储存、提取、运用知识的过程，信息加工理论主要代表人物是西蒙和加涅，这里主要探讨加涅的认知学习理论。

1. 加涅认知学习理论的观点

（1）学习信息加工模式。加涅学习信息加工模式由信息三级加工系统、预期事项系统和执行控制系统组成，用来说明学习的结构与过程，它对于理解教学和教学过程，以及如何安排教学事件具有极大的应用意义。

信息三级加工系统由感觉登记、短时记忆、长时记忆三级信息处理站构成。感觉登记：是信息处理的第一站，指个体通过视、听、嗅、味等感觉器官感应到外界刺激时所引起的短暂记忆，一般为 0.25 ~ 2 秒。短期记忆（STM）：是信息加工的第二站，指经过感觉登记后再经注意而在时间上延续到 1 分钟以内的记忆，短时记忆保持时间短且容量有限。长时记忆（LTM）：是信息加工的第三站，指保持在 1 分钟以上甚至终生的长时间记忆，长时记忆被认为是一种信息容量非常大的永久性信息贮存库。

来自环境的刺激或信息被感受器感知后输入感觉登记器，在这里进行最初级的加工后没有被注意的信息将被遗忘，被选择的信息则经过加工处理进入短时记忆状态，只有通过反复的复习才能延长信息在此阶段的保存时间，从而将信息进行编码转移至长时记忆，并且在需要时可随时检索提取信息，输出给短时记忆或反应发生器，用于解决相应的问题。

预期事项即动机，指对信息加工所期望达到的目标，会影响学生对信息的进一步加工。执行控制指已有经验对当前信息加工过程的影响，决定了各个环节的信息加工，如哪些信息能从短期记忆进入长期记忆、如何进行信息的编码等。预期事项和执行控制对信息加工过程进行监控和自我调整，影响着信息加工的过程和结果。

（2）认知积累说。心智的发展是积累学习的结果，复杂学习必须建立在简单学习的基础上。依据由低到高、由简到繁的顺序，加涅认知学习理论将学习排列成六个层次：连锁学习，包括信号学习、刺激反应联结学习、动作连锁学习、语言联想学习；辨别学习；具体概念学习；定义概念学习；规则学习；问题学习。

（3）学习的阶段性。加涅认知学习理论，认为学习就是一个信息加工的过程，根据这个过程中的不同外部影响事件及不同心理过程可将其划分为不同的阶段：动机阶段，领会阶段，习得阶段，保持阶段，回忆阶段，概括阶段，作业阶段，反馈阶段。

2. 加涅认知学习理论在护理教育中的应用

（1）学习信息加工模式的应用。根据加涅的信息加工模式，教师在教学中应充分了解学生的预期，注意单位时间内提供信息的量及信息加工的难易程度，即在课前应根据知识点难度及数量及时调整课堂内容及信息量，合理运用教学技巧吸引学生对新知识点的注意，条理清楚地讲解各个知识点，避免知识点的混淆，促进学生对知识的记忆编码及储存。

（2）认知积累说的应用。根据认知积累说，护理教师应循序渐进地教授学生，了解学生前一层次学习的结果之后再执行下一层次的学习安排，重视不同层次学习之间的相互联系，建立对规则的学习。

（3）学习阶段的应用。由于每个阶段学生具有不同的心理特征，教师可针对不同的学习阶段进行教学设计。

第一，动机阶段：教师应明确教学目标，帮助学生确立学习动机，形成学习期望。

第二，领会阶段：教师应提供各种刺激使学生能够有效地进行选择性知觉。

第三，习得阶段：教师应提供给学生各种编码程序，引导学生选择适合自己的编码方式。

第四，保持阶段：采用合理的复习方法刺激巩固记忆。

第五，忆阶段：教师应提供学生信息提取的线索及线索寻找的策略。

第六，概括阶段：教师应给学生提供在不同情境中提取信息的机会，引导学生促进知识的迁移。

第七，作业阶段：通过作业了解学生的学习情况，如可以通过病例分析、课后习题等方式来了解学生对理论知识、临床技能的掌握情况。

第八，反馈阶段：教师应及时给予反馈，从而强化学生的学习动机。

三、人本主义心理学理论

人本主义学习理论不是通过验证性研究得到的推论，而是根据经验原则提出的观点建议。人本主义学习理论强调对学习者完整学习经历的解释，而不是对片段行为的解释。人本主义主张心理学必须从人的本性出发研究人的心理，其学习理论则主张用潜能的实现来说明学习机制，学习是学生获得知识及技能，发展智力，探究感情，阐明价值观及态度，实现潜能，达到自我实现的过程。

（一）马斯洛人本主义学习理论

1. 马斯洛人本主义学习理论的观点

马斯洛基本需要层次论认为个体成长依赖于内在动机，而人类需要的性质决定了动机的性质，人的基本需要从低到高可以分为五个层次：生理需求、安全需求、爱与归属的需要、尊重需求、自我实现需要。

马斯洛自我实现理论认为自我实现的需要是最高等级的需要，自我实现就是一个人力求变成他能变成的样子，有自我实现需要的人会竭尽所能以实现个人理想和目标、发挥自身潜能、获得成就感。基于人类的自我实现需求，学习不能只靠外在力量决定，学生有自己的内在需求，可以自主选择和决定学习活动；教师的任务是对学生进行引导以发挥自身潜能；教师的另一项任务是为学生的学习创造良好的环境。高峰体验是在自我实现的短暂时刻，个体感受或体验到的一种幸福、愉快的情感，这是在人自我实现的创造过程中，个体能体验到的一种最高、最完美、最和谐的状态，这种体验不仅能给个体带来愉快的体验，还能促进个体的成长。

2. 马斯洛人本主义学习理论在护理教育中的应用

根据基本需要层次理论及自我实现理论，教师在教学过程中应顾及学生各个层次的需要，创造自我实现的条件。

（1）生理需求。在教学过程中教师应注意学生身体状况、饮食睡眠对学习状态的影响，因此教师应合理安排教学内容，尽量做到不拖堂，保证学生有充足的休息时间。

（2）安全需求。护理教师除了要注意教学环境的安全以外，还应提供护生专业防护知识，减少学生对临床操作的恐惧心理。

（3）爱与归属的需要。护理教师应关心爱护学生，帮助学生建立专业自信心。

（4）尊重需求。教师应注意与学生说话交流的方式，尊重学生的感受，建立民主型师生关系。

（5）自我实现。需要教师应为学生的自主学习创造条件，让学生体会到学习的快乐。

（二）罗杰斯人本主义学习理论

1. 罗杰斯人本主义学习理论的观点

（1）以学生为中心的教学观。人类生来就有学习的潜能，对世界充满着好奇心，具有发展的潜能，只要在合适的条件下，每个人所具有的学习发现丰富知识与经验的潜能和愿望就会释放出来。教师应以学习者为中心，让学生自由选择、自我创造来获取知识及学习方法，充分发挥每个学生的潜在能力，使他们能够愉快、创造性地学习和工作。

（2）以自由为基础的学习观。教师是学生学习的促进者，应高度重视学生的主体地位和学生的内部需要、动机、兴趣、能力、知识经验等方面。当学习者觉察到学习内容与他的目的有关时，意义学习便发生了；当学习者负责任地参与学习过程时，就会促进学习；学习者自我发起的学习是最持久、最深刻的；当学习者进行自我批判和自我评价时，独立性、创造性、自主性就会得到促进。

2. 罗杰斯人本主义学习理论在护理教育中的应用

（1）以学生为中心的教学观的应用。教学活动不只是教师单向的知识传播，教师在教学时应避免以自己为主体、教师一言堂的教学模式，教师应注意学生在教学活动中的主体地位，发挥自己在学习过程中的促进作用，这就要求教师在教学过程中，注意对教学方法进行选择和组织以吸引学生的注意力，接受学生的个体差异并依据学生情况因材施教，对课堂气氛进行控制以保持民主的课堂氛围，对学生问题进行引导以发挥学生的自我潜能。

（2）以自由为基础的学习观的应用。教师应鼓励学生参与教学活动，促进学生自主学习，发展学生的个人价值感，重视培养学生健全的人格、良好的道德观念及价值取向，尊重学生自我实现的需要。

四、学习动机理论

（一）学习动机的认知

心理学中的动机指驱使人和动物产生各种行为的原因。学习动机则指直接推动人们进行学习的动力，可以被看成学习者的一种需要特质或状态，这种需要是社会和教育对学生学习的客观要求在学生头脑里的反映，它表现为人们的学习意向或愿望等，对学习起着推动作用。

1. 学习动机的构成

学习动机的两个基本成分是内驱力和学习诱因，有机体具有诸如衣食住行等生理要求，也有诸如对爱、感情、自尊心等心理要求，当需要得不到满足时，有机体内部就会产生一种叫作内驱力的刺激。心理学认为，学生学习内驱力有三种：①认知的内驱力指想了解、理解要掌握的知识与要阐明、解决问题的欲望；②自我提高的内驱力指个体的那种因自己能胜任某种工作而赢得相应地位的要求；③附属的内驱力指一个人为了保持长者们的赞许或认可而表现出的把工作做好的愿望。

学习诱因是指吸引有机体的行为目标，即能满足有机体需求的目的物或刺激物，如食物、名誉、地位等。学习诱因按其性质可以分为正诱因和负诱引。正诱因指趋向或者得到该诱因时能让个体感到满足的诱因；负诱因指远离或避免该诱因时能让个体感到满足的诱因。

2. 学习动机的类型

（1）从动机诱因起源上看，有内部和外部之分。内部动机指诱因起源于学习者内部因素的动机，与学习活动直接联系，是由学生对学习的直接兴趣、对学习活动的直接结果的追求所引起的，活动本身就能满足学习者。外部动机指诱因起源于学习者外部因素的动机，与学习活动没有直接联系，如有的学生学习是为了得到表扬。

（2）从学习动机作用持续的长短来看，又有直接的近景性学习动机和间接的远景性学习动机之分。直接的近景性学习动机是指活动结果所引起的对活动的动机，这种动机比较具体，但作用较为短暂且不稳定；间接的远景性学习动机是指由于了解活动结果的社会意义及社会价值所引起的对某种活动的动机，这种动机具有一定社会性，常与个人理想、抱负及世界观相联系，所以比较稳定和持久。

（3）从动机的社会意义看，学习动机可分为正确的和错误的学习动机，判断学习动机正确或错误的标准是看其对社会和集体是否有益。如果学生以利他思想或社会公共利益作为学习动力，其学习动机就是正确的、高尚的；如果学生以狭隘的个人利益作为学习动力，其学习动机就是错误的、平庸的。

（4）从动机的实际效能上看，有主导性学习动机和辅助性学习动机。学习者的学习动机并非单一的，有时可能多种动机同时存在，但在某段学习时间里或某件事情的学习上，总有一种动机处于支配地位，起着主导性作用，而其他动机则处于从属地位，只起辅助性作用或不起作用。

（5）从动机的强弱标准来看，学习动机可分为普通型和偏重型动机，普通型动机是指学习者对一切学习活动都具有的动机；偏重型动机是学习者对某一种或者某类学习活动具有的学习动机。

3. 学习动机与学习目的

学习动机和学习目的既有联系又有区别，主要表现在以下方面：

（1）学习目的是学生进行学习所要达到的结果，而学习动机则是推动学生去达到目的的某种动因，它说明为什么要达到学习目的。

（2）具有相同学习目的的学生，其学习动机可以不同，学习动机相同的学生，其目的也可不同。

（3）学习动机和学习目的可以相互转化——在一种情况下是学习动机的东西，在另一种情况下可能成为学习的目的。

（二）学习动机理论在护理教育中的应用

1. 归因理论及其应用

归因论认为个体对其成败的原因解释会影响其后续动机，人们在对自己的成败进行原因解释时通常将原因归结为努力、能力、运气和任务难度，这些因素可以分为以下三个维度：

（1）内外维度。努力及能力是学习者的内部因素，而运气与任务难度则是学习者不能决定的外部因素。

（2）可控性维度。努力是学习者自己可以控制的因素，而能力、运气及任务难度是学习者无法自己控制的因素。

（3）稳定性维度。任务难度是相对稳定的因素，而运气与努力是不稳定的因素；能力实体观认为能力是一种稳定的特质，不随时间和情境改变，所以能力是一种稳定因素；而能力增长观认为能力是一种不稳定的特质，可以通过不断学习提高，所以能力是一种不稳定因素。

归因论认为学习者将成败的原因归结为这三个维度后，会对其后续的期待、行为及情感产生影响从而影响其学习动机，不同的归因类型对学习者动机影响不同：内外维度的归因影响学习者情感反应；可控性维度的归因影响学习者的期待和行为；稳定性维度的归因影响对未来的预期。

在护理教育中，学生因为自身主观因素，有时难以对成败做出正确的归因，而学生对自己学业成败的归因方式将会影响到以后的学习动机，教师的反馈和指导可以影响学生的归因。因此，教师首先应该了解学生的归因方式，才能对其进行合理的归因指导；其次教师要指导学生合理地进行归因，对自己的成败经验做合理的反省，让学生可以客观认识到学习成功的经验应该保持，学习失败的经验也有积极的意义。教师应对学生学习的结果给予恰当的反馈，让学生对成功与努力有积极的认识。

2. 自我效能理论及其应用

自我效能，是人们对自己是否有能力完成某种行为的主观判断，一般而言成功的经验可增强自我效能，反复的失败则可能降低自我效能。自我效能理论认为，学习者对自己能力的判断会影响学习者的学习行为。

（1）自我效能影响学习者对学习任务的选择，自我效能过高的学生会选择力所不及的任务，这就可能造成挫折和伤害；自我效能过低的学生可能会限制自己的潜能。

（2）自我效能影响学生对学习的坚持，自我效能感强的学生在困难的情境中能更加努力，而在顺利的情境中只会付出较少的努力。

（3）自我效能影响学生的思维方式和情感反应，自我效能感强的学生遇到困难和失败时，会表现出相对少的焦虑，并倾向将其归因为努力不够，善于考虑分析外部环境的特点要求。

在护理教育中，学生的自我效能影响其学习行为，教师应引导并培养学生合理评估自己的能力，尽可能让每个学生体验成功的感觉，确保他们有成功的机会，以增强其学习动机，避免因经历多次失败而削弱自我效能。

3. 期望—价值理论及其应用

期望—价值理论认为，学生的学习动机由"期望"和"价值"两种来自学生的主观因素构成。这里的"期望"是指学生对自己完成学习任务或达成学习目标的期望。"价值"是指学生对自己完成学习任务或达成学习目标的价值判断。两个因素构成了学习动机：学习动机 = 期望 × 价值。所以这两个因素中如果有一个因素为 0 的话，就等于学生没有学习动机。影响学生学习的"期望"形成的因素有：学生的自我效能、学生对学习任务难度的判断、学生得到的相应支持等。影响学生关于学习的"价值"判断的因素有：学习任务的重要性、有用性、有趣性及完成学习任务要付出的代价。

在护理教育中，教师在教学中应注意合理规划学习任务，让学生了解学习任务的重要性、有用性、有趣性及完成学习任务要付出的代价。给予学生适当的心理支持，提高学生自我效能，接受学生的个体差异，不以成绩作为唯一的评价标准，对学生进行综合的评价，重视学生的进步。

4. 成就目标定向理论及其应用

目标定向是指学生投入学习相关行为及活动中的目的或原因。归因论关注学生对自己成败的原因的归类，而目标定向论则关注学生致力于追求和达成目标的原因。心理学认为学生学习的目标定向是不同的，可以区分为掌握目标定向和表现目标定向。掌握目标定向指学生对学习的目的定向为习得和提高自身知识技能。表现目标定向指学生对学习的目的定向是向他人展示自己的能力或维持自己的形象。掌握目标定向又可分为掌握趋向目标定向和掌握回避目标定向，持掌握趋向目标定向的学生，其学习目的多是掌握知识和技能，持掌握回避目标定向的学生，其学习目的多是避免对知识和技能的不了解或存在误解的情况。表现目标定向也可分为表现趋向目标定向和表现回避目标定向，持表现趋向目标定向的学生，其学习目的多是获得成功得到关注，持表现回避目标定向的学生，其学习目的多是避免失败引起关注。

在护理教育中，学生学习的目标不同，其学习动机不同，学习动机又是追求成功的内在动力。教师在进行教学设计时，要注意不同目标定向的学生的优缺点，制定出符合每个学生的学习目标。

五、成人教育理论

（一）成人教育理论的认知

成人教育理论认为，成人学习具有以下特点：

（1）成人有较强的学习自主性。成人能自主参与学习，对自己的学习全面负责，成人对于自身学习的内容、时间、方向及最终要达到的目标都由自己选择决定及规划，其学习具有较强的独立性和自主性。

（2）成人的学习受其生活经历和经验的影响。经历在成长的过程中的学习后，成年人掌握了一定的知识、技能，这些知识技能决定着其所承担的社会角色。一个人的社会角色受环境及时间变化的影响，不会一成不变，成人也需要通过学习来不断完善及适应角色的变化，成人的学习需要将以往的知识、经验作为基础。

（3）成人的学习意愿与生活和工作需要密切相关。成人的学习动机一般来源于生活和工作的需要。在生活或工作中，当成人遇到以自己现有的知识、技能及经验很难解决或不能解决的问题时，就容易产生进一步学习的意愿。

（4）成人的学习是以完成任务或解决问题为中心的。成人的学习意愿与生活、工作中遇到的问题密切相关，这就决定了解决问题是成人学习的中心，是贯穿整个学习过程的。

（5）成人学习的动机出自自我实现的需要。根据马斯洛的人类基本需要理论，人有不同层次的需要，成人学习的动机更多来自对自我实现的需要的满足。

（二）成人教育理论在护理教育中的运用

成人教育理论不仅适用于对成年护生的学校教育，也适用于对临床护士的继续教育，在对成年学员的教育中应该注意以下方面：

（1）尊重成人学员的自主学习。成人学员应意识到自己不再是知识的被动接受者，而是需要在教师的指导下，确定自己的学习需求，制订自己的学习计划，完成自己的学习任务，承担学习的责任。教师应让成人学员参与学习计划的制订，营造轻松的学习氛围，并与学习者建立协作关系，让学员体会到自主学习乐趣，激发自主学习的内在动机。

（2）充分利用学员的经历和经验。成人学员都有一定的知识积累、生活经历及学习工作经验，教师应尊重学员的这些经历及经验。教师可选择合适的学习活动，鼓励学员相互分享、共同学习。如在教学方法上可以采用小组讨论、经验学习、反思日记、重要事件等方法来提高学员的教学参与度，并充分利用学员丰富的护理工作，现代护理教学与临床实践经验和生活经验。

（3）充分了解成人学员的学习意愿和需求。由于成人学员具有特定的学习需求，并且其学习意愿与其需求密切相关，所以成人学员的教学内容应符合其实践，教师在进行课程安排时应考虑学员的需求，并让其有一定的可选择性，适当加大学员发展所需课程及其感兴趣的课程比例。

（4）培养学员解决问题的思维方法。成人学员往往有解决问题、完成工作任务的学习动机，教师应注重学员对探索性课题和经验技术的独立学习，培养学员辩证的思维方法，在已有经验技术的基础上完成新技能的学习，提高解决问题的能力及效率，让其体会到工作及生活经验的价值。

第二节　护理教育与教学目标

一、护理教育目标

（一）护理教育目的

1. 教育目的及其确定依据

教育目的指一定社会对教育所要造就的社会个体的质量规格的总的设想或规定，也就是通过教育过程把受教育者培养成什么质量和规格的人。这里所探讨的教育目的是学校的教育目的，护理院校是培养护理专业人才的基地，因此护理院校的全部教育活动必须以教育目的为根本依据，护理教育的成效要以护理教育所规定的人才质量规格为标准。确定教育目的的依据主要包括以下方面：

（1）人的身心发展规律。教育目的包含了对人才素质的要求，制定教育目的时首先应该依据人的身心发展规律。教育目的的实施主要是通过各级各类学校的教育活动实现的，在把教育目的具体化成各级各类学校的培养目标时，必须遵循受教育者的身心规律和进程。因此，教育目的的制定，必须受到受教育者身心发展水平的制约，必须适应人的身心发展的规律。

（2）社会发展的需要。教育目的的制定除了依据人的身心发展规律，还必须考虑社会发展的需要。教育是培养人的一种社会活动，离开促进人的发展，教育就无从反映和促进社会发展。然而，个人的发展离不开社会，个人的发展在以社会发展为基础的同时，也要受到社会发展的制约，这就决定了教育的目的必然受到社会发展的制约。首先，生产关系制约教育目的，社会发展过程中，生产关系一定要适应生产力的发展，生产方式的变革总会带来社会关系及社会制度的变革。任何一种新的社会关系及社会制度的确立，对人才的培养都会提出相应的要求。其次，生产力发展水平制约教育目的。生产力发展水平体现人类已有的发展程度，又对人的进一步发展提供可能。随着大机器生产和商品经济的发展，科学技术在生产中的广泛应用，学校教育不仅要培养为政治服务的人才，还须培养有一定文化和职业技能的生产管理者、技术人员及熟练工人。因此，生产力和科学技术的发展就成为制定学校教育目的的重要依据。总而言之，教育目的的制定必须依据社会生产关系与生产力的发展状况与需要。

（3）教育目的的价值取向。教育目的的价值取向是指教育目的的提出者依据自身的需要对教育价值做出选择时所持的一种倾向。人们对教育活动的价值选择历来有不同的主张，争论最多、影响最大的问题，是教育活动究竟是注重于社会的需要还是注重于个性的发展。

第一，社会本位论：社会本位论主张教育目的应根据社会需要来确定。①个人的一切发展都依赖于社会，社会的价值高于个人的价值；②教育除了社会的目的以外，并无其他的目的，教育的任务在于把受教育者培养成符合社会准则的公民，保证社会生活的稳定与延续；③教育的结果只能以社会的功能来加以衡量。研究社会本位论产生的社会根源，其实质是从教育的角度肯定社会的需要和价值，寻求社会秩序的稳固。

社会本位论强调社会的价值，重视社会的稳定性和个体的社会化，主张教育应使个人认同社会，与社会合作，为社会服务，这有一定的道理。但把个人与社会完全等同一致，无视个人的价值，忽视了个人发展的需要，看不到个人能动性在社会变革和发展中的巨大作用，有失偏颇。

第二，个人本位论：个人本位论主张教育目的应根据人的本性需要来确定。①教育目的应根据人的发展需要来确定；②个人的价值高于社会的价值；③人生来就有健全的本能，教育的职能就在于使这种本能不受影响地得到发展。这种把人的需要作为制定教育目的的理论依据，重视教育对象的自然素质和自身的需要、兴趣等积极因素与发展状况，强调教育个性化，是有一定积极意义的。但是，教育目的取决于人的天性的观点是片面的，没有看到人的社会制约性，没有把人看成现实的社会的人，没有认识到个人的个性化过程同时也是个人的社会化过程，因此，这种观点容易导致个性、自由和个人主义的绝对化。

第三，关于人的全面发展的学说。人的全面发展的含义指智力和体力的统一发展，人的全面能力的发展和全体社会成员的全面发展是一致的。人的发展是同生产的发展相一致的个人的发展，发展到什么程度，取决于客观社会生活条件，其中主要取决于他们进行生产的物质条件。

教育与生产劳动相结合是人的全面发展的基本途径。教育与生产劳动相结合是培养理论与实际相结合、学用一致、全面发展新人的根本途径。在护理院校中，坚持理论联系实际，把教育、科研与临床实践紧密结合起来，才能培养全面发展的护理人才。

2. 护理教育在不同方面的要求

我国的社会主义教育是全面发展的教育，它要求受教育者在德育、智育、体育、美育、劳动技术教育等方面都得到全面发展，护理教育也是如此。

（1）德育。德育是教育者按照一定的社会要求，有目的、有计划地对受教育者心理上施加影响，培养学生社会主义品德的教育，对学生的全面发展起着定向和动力的作用。护理院校在德育方面的要求是：具有科学的世界观，崇高的敬业精神，严谨的工作作风和慎独精神，优良的医德医风，积极的创新精神和评判性思维，终身学习的观念，实事求是的科学态度，融洽的护患关系，良好的团队合作精神，健康的体魄和心理，基本的法律观念等。

（2）智育。智育是授予受教育者以系统的科学文化知识技能，发展智力，培养能力，培养科学精神和创新精神的教育。是社会主义全面发展教育的重要组成部分。

护理院校在智育方面的要求是：较坚实的基础医学科学知识，较系统的基础和临床护理学知识，基本的预防保健知识，一定的自然科学和人文社会科学知识，一定的体育和军事知识。同时具有较熟练的基础护理操作技能、常见病和多发病的护理操作技术、专科护理和急重症护理操作技术以及专门的监护技能，能够应用护理程序对服务对象实施安全有效的整体护理；基本的疾病预防和健康宣传教育能力；良好的交流沟通能力；较强的自主学习和终身学习能力；一定的外语和计算机应用能力。

（3）体育。体育是授予受教育者健身知识、技能，发展他们体力，增强他们体质的教育。通过体育，培养受教育者良好的锻炼身体的习惯和卫生习惯；培养受教育者的合作精神、勇敢顽强的优秀品质和革命乐观主义精神。可见，体育是社会主义全面发展教育的基础。护理院校在体育方面的要求是：使学生形成健康的体魄，顽强的意志和敏锐的反应能力，科学地锻炼身体的能力。

（4）美育。美育是培养受教育者正确的审美观，发展他们鉴赏美、创造美的能力，培养他们高尚情操和文明素质的教育。通过有关艺术课程和丰富多彩的课外文化艺术活动，培养受教育者正确的审美观点，陶冶高尚情操，养成文明行为，培养激励学生热爱生活，追求美好事物的思想感情。护理院校在美育方面的要求是：树立正确的审美观念，培养学生鉴赏美、创造美的能力，形成美的语言、美的行为、美的情操及美的心灵。

（5）劳动技术教育。劳动技术教育是引导受教育者掌握劳动技术和知识技能，形成劳动观点和习惯的教育，它可以帮助受教育者把脑力劳动和体力劳动结合起来，促进他们全面发展。护理院校在劳动技术教育方面的要求是：通过劳动技术教育，使学生进一步掌握护理专业知识和技能，养成良好的劳动态度和劳动习惯。

此外，教育目的明确规定教育要以培养学生创新精神和实践能力为重点，这是国家富强、民族兴旺、社会进步、科学发展的基础。因此，护理教育要把培养学生的创新精神放在重要地位。由于受教育者生活在不同的社会环境中，有不同的经历和体验，不同的智力品质、兴趣爱好，全面发展在不同受教育者身上必然形成不同的组合，因此全面发展的过程也是个人的个性形成过程。目前，教育改革要解决的重要课题就是培养受教育者的独立个性，使受教育者个性自由发展，增强受教育者独立意识，培养受教育者开拓精神，提高受教育者个人价值。

教育目的不仅对受教育者个人提出了全面发展的要求，而且强调以提高国民素质为根本宗旨，这是我国社会发展赋予教育的历史使命。提高全民素质，促进经济建设和社会发展，已成为我国教育目的的一个重要方面。护理教育作为全民教育的一个组成部分，更应把提高护理领域全体成员的素质放在重要地位。

（二）护理教育的培养目标

在我国社会主义教育目的的指导下，护理教育需要确定自身领域的培养目标。护理教育的培养目标是指护理院校培养人才的具体质量规格与培养要求。根据社会卫生健康事业需要，制定科学合理的护理培养目标，才能保证护理教育教学工作的顺利开展。

1. 护理教育不同层次培养目标

根据我国护理教育现状，可以将护理教育分为高等护理教育和中等护理教育，这两个等级构成博士研究生护理教育、硕士研究生护理教育、本科护理教育、专科护理教育和中专护理教育等五个教育层次。

（1）高等护理教育的培养目标。高等护理教育分为护理学研究生教育、护理学本科教育和护理学专科教育三个层次，不同层次，人才规格不同。

第一，护理研究生教育：其培养目标分博士研究生和硕士研究生两个层次。

其中硕士研究生教育又包含了学术学位和专业学位两种培养类型。

博士研究生的培养目标一般为：培养德智体全面发展，在本门学科上掌握坚实宽广的基础理论和系统深入的专门知识，具有独立从事科学研究工作的能力，在科学或专门技术上做出创造性成果的高级专门人才。

护理硕士研究生的培养目标一般为：培养具有良好的政治素质和职业道德素养，具有本学科坚实的基础理论和系统的专业知识、较强的临床分析和思维能力，能独立解决本学科领域内的常见护理问题，并具有较强的研究、教学能力的高层次、应用型专科型护理专门人才。

第二，护理学本科教育。护理学本科教育的培养目标一般为：培养适应我国社会主义现代化建设和卫生保健事业发展需要的德智体美全面发展，比较系统地掌握护理学的基础理论、基本知识和基本技能，具有基本的临床护理工作能力、初步的教学能力、管理能力及科研能力，能在各类医疗卫生、保健机构从事护理和预防保健工作的专业人才。

第三，护理学专科教育。护理专科培养目标一般为：培养德智体美全面发展，具有良好的职业道德和人文素养，掌握护理专业基础理论、基本知识和基本技能，具备现代护理理念和自我发展潜力，能在各级医疗、预防、保健机构从事临床护理、社区护理和健康保健等工作的高素质实用型医学专门人才。

（2）护理学中等教育培养目标。护理学中等教育的培养目标一般为：面向医疗、卫生、康复和保健机构等，培养从事临床护理、社区护理和健康保健等工作，具有良好的职业素养、一定的科学文化素养、基本护理理论和较熟练的护理操作技能的高素质专业人员。

2. 护理教育的专业培养目标

对于护理各层次专业人才的要求在德育和体育上基本是一致的，不同之处在于具体的专业培养目标。

（1）护理专业博士研究生教育的专业培养目标，以科学研究能力的训练为重点，以创新能力、实践能力、创业精神和人文素养、科学素质和相关领域服务技能为主要培养目标，为护理专业培养高层次科研人才。

第一，必须掌握本学科坚实宽广的基础理论和系统深入的相关领域的护理知识，具有较严密的逻辑思维能力和较强的分析问题、解决问题的能力，能独立完成相关领域发生的常见病的护理，指导相关领域服务中心对常见病、多发病的预防与监测。

第二，要求掌握一门外语，具有较强的听、说和写作能力，能熟练地检索和阅读本专业及相关专业的文献资料，并有能进行国际学术交流的能力；选修第二外语，达到初步专业阅读能力。

（2）护理专业硕士研究生教育的专业培养目标，培养热爱护理事业，能为护理事业发展和维系人民健康做出贡献，具有良好的思想品德和职业道德素质，毕业后能够发现并解决护理领域实际问题，有科研创新的精神和独立进行护理科研工作的能力，具有较强的护理教学能力和护理管理能力，适应现代护理学发展，具备现代护理理论、知识、技能的高级专门护理人才。

第一，掌握本学科坚实的基础理论和系统的专业知识，有从事护理学研究的基础知识与技能。如生理学、病理生理学、临床药理学、分子生物学、卫生统计学等。

第二，具有较强的临床分析和思维能力，基本掌握与研究方向有关的护理技术，具备医学科技文献检索能力和追踪本专业新进展并不断更新知识的能力，对所做研究的课题有较深刻的理解并掌握发展动向。

第三，培养创造性科学思维能力，能结合工作实际，学习并掌握护理学研究的基本方法，能撰写有一定学术水平的研究论文。

第四，掌握与研究方向有关的专业技术，解决从理论到实践中的科学技术问题。

第五，掌握一门外语，具有较熟练的阅读外文专业书刊和进行沟通交流的能力。

（3）护理专业本科教育的专业培养目标与要求。学生应掌握基础医学、临床医学的基本知识及护理学的基本理论知识与技能，毕业后能够从事高级临床护理和护理管理工作，学生应获得的知识和能力包括：①基础医学与临床医学的基本知识；②常见病、多发病诊治的基本知识；③护理学的基本理论知识和操作技术，急、危、难、重症护理的基本原则和操作技术，专科护理和专门监护的技能；④医院护理管理及科室护理管理工作的初步能力；⑤护理教学及科学研究的初步能力。

（4）护理专业专科教育的专业培养目标与要求。专科教育目标是培养高素质实用型医学专门人才，学生应获得的知识和能力包括：①本专业实际工作所必备的基础医学与临床医学的基本知识；②常见病、多发病诊治的基本知识；③护理学的基本理论知识和操作技术，急、重症护理的基本原则和操作技术，专科护理和专门监护的技能；④护理管理工作所需要的基本知识。

（5）中等护理专业的专业培养目标与要求。除具有本专业人才所必需的文化基础知识外，还需掌握本专业的基础理论知识和实际技能，能熟练地掌握护理、病房管理的知识与技术，具有常见病、多发病以及危重病情的观察和应急处理能力。毕业后在各级医疗机构独立地从事护理工作。

二、护理教学目标

护理教学目标是护理教学活动的出发点和归宿。要保证护理教学取得预期的成功，必须提出明确而切实的教学目标，并紧紧围绕既定的目标开展教学活动。护理教学目标是设计、实施和评价护理教学的基本依据，它贯穿于整个护理教学过程的始终。护理教学目标是师生通过护理教学活动预期达到的学习结果或标准，具体体现在护理教学活动结束之后，学生在护理知识、技能和态度等方面的变化。教学目标对教师而言，是教授的目标；对学生而言，是学习的目标。理想的教学目标应该是教授目标和学习目标的统一体。

（一）布卢姆教学目标分类理论

布卢姆教学目标分类理论，将教学目标分为三大领域，即认知领域、情感领域和动作技能领域，每一个领域内的系列目标都遵循由简单到复杂、从低级到高级的顺序表述。

1.认知领域的教学目标

按认知技能从简单到复杂的顺序排列，分为以下层次：

（1）知识。指识记所学的材料。包括特定事物的知识，专门术语的知识，一般概念、方法、过程、形式、结构、背景等知识，某一学科领域中普遍原理与抽象概念的知识，应用原理与概括的知识，理论与结构的知识等。这一层次要求训练学生最基本的记忆能力。

（2）理解。指理解学习材料的意义。这一层次要求训练学生的理解能力可借助三种形式表明学生是否理解，即转化、解释和推断。理解水平的目标要求学生不仅要记忆知识，而且能理解、解释知识。

（3）应用。指将所学知识运用于新的情境。包括规则、方法和概念等的运用。应用水平的目标要求学生会应用所学的知识，是教学中极其重要的目标。

（4）分析。指对材料的构成部分、各部分相互关系及解决问题步骤的分析能力。分析水平的目标要求学生能够对事实、观点、假设或判断进行分析，从而进行比较和对比。它是知识、理解、应用等能力的复合体现。

（5）综合。指将所学的知识综合起来，使之成为新的整体的能力。综合是一种组织能力，即重组知识于新的整体。综合水平的目标要求学生能融会贯通地掌握知识，并能超越给定的信息，独立解决新问题。

（6）评价。指对学习材料做出价值判断，评价水平是认知技能的最高层次，包括依据内在证据的评价和依据外部标准的评价。包含了以上五种能力要素，要求学生创造性地对客观事物进行判断、权衡、检验和分析[①]。

2. 动作技能领域的教学目标

动作技能领域教学目标划分，可以分为以下层次：

（1）知觉。指运用感官获得技术上的知觉经验，领会操作信息、指导动作。可分为感觉刺激、线索选择、转化三个亚层次。

（2）准备。指学生在观察教师示范时产生强烈的学习欲望，而想直接完成某动作，即为适应某种动作技能的学习做好心理上、生理上和情绪上的准备，如了解动作的难度、要领及流程，以便练习。

（3）模仿。指在教师指导下，学生能尝试完成模仿行为。

（4）重复练习。指学习者能按程序步骤完成动作操作，不需要指导，能独立操作，并根据需要选择方法和用物。

（5）熟练。指能熟练地完成全套动作技能，并能恰到好处地应用，如熟练地完成无菌技术操作。

（6）创新。指能创造新的动作模式以满足具体环境、条件等方面的需要，且能独具创意。

3. 情感领域的教学目标

情感领域的教学目标，可以分为以下层次：

（1）接受。指对特定的事件、现象或活动的感受，是道德或情感教学时，引发学生学习动机，集中注意力阶段。

（2）反应。指参与或主动参与某事或某活动，可分为默认、愿意反应和满

---

① 许燕.布卢姆教育目标分类表在护理心理学教学中的应用 [J].护理研究，2014（35）：4480-4481.

意几个方面。

（3）价值判断。指认识到某一事物、行为的价值，在行为上可表现出一定的坚定性。这一阶段，是教学生如何评介教学内容。

（4）价值的组织。指将不同的价值观念重构成内在一致的价值观念系统。价值的组织表现在价值的概念化和价值系统的组织化两个方面。

（5）价值定型。指个人的价值观、信念及态度等应该形成和谐的系统，内化为个性的一部分，可分为组合化和性格化两个方面。

（二）护理教学目标编制与实施

护理教学目标编制与实施是护理教学过程的重要环节，科学地编制与实施教学目标是有效发挥教学目标作用的前提。

1. 护理教学目标编制

（1）教学目标的构成要素。教学目标要求以可观察和可测量的行为来描述。教学实践中，教学目标应由四个要素组成：教学对象（学习者）、行为（学习者能做什么）、条件、标准。

（2）教学目标的作用。教学目标对教学活动所起的作用主要有三种：标准作用、激励作用、指向作用。

标准作用教学目标有助于教师清晰、准确地描述教学要求，使之具体化、可操作化，为教学效果的测定提供客观的标准和衡量尺度。

激励作用教学目标对学生的知识与能力的发展提出了递增的等级要求，可使学生对所学的学科产生浓厚的认识兴趣和强烈的达标动机，从而提高教学效率。

指向作用教学目标是教与学双方的共同目标，既有助于教师主导、操纵教学活动，把握教学重点、难点，又有助于学生把注意力集中在与教学目标有关的教学内容上，消除学习的盲目性与被动性。

（3）教学目标的编制要求。

第一，教学目标必须明确。具体教学目标必须明确、具体，才能指导师生有效开展教学活动，组织教学过程，评价教学效果。

第二，教学目标必须符合教育心理学原则。护理教学目标的制定必须符合教育心理学原则，如准备性原则、动机性原则和保持性原则等。

第三，教学目标难度要适中。教学目标的制定必须考虑护理师资的经验能力、学生的知识背景与能力水平以及可利用的教学时间与设备条件等实际情况。过高或过低的教学目标都会挫伤教与学双方的积极性，浪费宝贵的时间与临床实践与精力，因此难度要适中。

第四，教学目标要便于检测。提出教学目标时，要明确限定教学目标应达到的具体行为及其水平。

第五，必须与非目标教学结合。再具体、再完整的教学目标，也不可能包括护理教学活动可能达到的所有成果。要注重教师人格魅力对学生思想品德、态度情感等非目标教学的作用。

（4）护理教学目标的编制方法。教学目标只有表达得准确、具体，才能发挥其应有的作用。对教师而言，目标明确，教学过程中才会思路清晰、重点突出。对学生而言，目标明确，方可确定学习重点，提高学习效率。编写好教学目标，可以加深我们对于"教什么，学什么，学得怎样"的了解。

第一，了解教学对象。在目标编写时，要明确教学对象的身心发展规律、知识掌握程度及先修课程，这是准确表达教学目标的前提。

第二，分析教材。分析教材的目的是找出学科知识点及知识点之间的相互联系，确定每个知识点在学科教学中占据的相对重要程度以及学生的接受能力。

第三，确定教学目标的层次。根据护理教学特点，可将教学目标分为三个层次水平：识记、理解及运用，避免使用"知道""了解""熟悉"等内涵较广的词语。

第四，教学目标的表述，包括提供构成目标的具体条件、规定学生实现目标的行为方式和完成任务的合格标准。例如，护理教学目标可以为：①学生能准确说出肌肉注射操作的具体步骤（识记层次的目标）；②学生能用自己的语言描述循证护理的内涵（理解层次的目标）；③学生能在模拟病房中准确演示静脉输液操作（应用层次的目标）。

2. 护理教学目标实施

（1）在教学过程开始之时，应先明确教学目标，这样既使教学双方把握教学重点、难点，又有助于学生把注意力集中在与教学目标有关的教学内容上，消除学习的盲目性与被动性。

（2）在教学过程中，师生应紧紧围绕教学目标进行教与学的活动，排除无关的干扰。

（3）在教学过程结束时，以教学目标为标准进行教学检测，以可靠的数据来显示教学效果是否达到了既定的教学目标。

第三节　护理教学过程与原则

一、护理教学的过程

（一）护理教学过程的要素

教学过程是在一定教育的规范下，教师的教和学生的学共同组成的一个复杂过程。在教学过程中，要建立科学的教学原则，组织合理的教学活动。选择适当的教学方法和实现预期的教学目的，就必须全面认识教学过程，遵循教学过程的原则。护理教学过程是护理教师和护理学生为完成护理教学任务，以课程内容、教学手段为中介开展共同活动的过程，是使学生掌握护理学专业知识体系及基础护理操作技能，形成独立从事护理工作能力的过程。

构成护理教学过程的基本要素有：护理教师、学生、教学内容和教学手段，他们之间有着内在的、必然的联系。在护理教学过程中，教师起主导作用。教学中，如何选择教学内容、教学方式，主要由教师决定。教师是护理教学活动的组织者和实施者。为此，护理学教师必须明确教学目标，熟悉内容，了解学生，善于处理好教学内容、教学手段和学生之间的关系，并善于发挥自己的教学专长。学生在护理教学过程中是学习的主体。学生如何学习，由其自身抉择。学生只有积极主动参与教学过程，才能提高理解和加工知识信息的能力，实现知识和能力的转化。教学内容是护理学教师对学生施加影响的主要信息，可见，教学内容的选择和编排必须合理，而且具有可接受性与可传递性。教学手段则是教师有效地传递信息提高教学效率的重要保证。

（二）护理教学过程的性质

护理教学过程从本质上而言是一种有组织的认识过程。在这个过程中主要是通过知识的传递和掌握来促进学生的发展，它是学生在教师指导下的一种认识过程，是认识过程的一种特殊形式，即它除了具有一般认识过程的共通属性外，还具有特殊性。

（1）学生的认识主要是系统地学习间接知识的过程。在护理教学过程中，学生主要是掌握护理实践科学文化知识，并以此为中介来间接地认识客观世界。这种知识，就人类认识总体而言是已知的，被实践证明了的，对学生而言却是未知的、间接的。护理教学使学生的认识过程不受时间、空间的限制，从而大大提高了学生认识的起点，缩短了对客观世界的认识过程，使之在相对较短的时间内达到现代社会需要的认识水平。

（2）学生的认识活动是在教师指导下进行的。护理学教师根据护理教育目标，遵循护理教育规律，借助各种教学环境（包括课堂、实验室、教学医院、社区卫生服务中心），运用各种专门制作的教具、模型、标本，以及录像、多媒体课件等，采取各种有效的学习形式（课堂教学、实验、临床见习、生产实习），选择恰当的教学方法，为学生迅速、大量掌握护理科学知识和发展护理技能提供重要的保证。在教师的指导下，学生的认识过程具有明确的指向性，是一种简约的认识过程。

（3）学生的认识过程是德、智、体全面发展过程。护理学教师在教授知识、技能的同时，一定会对学生思想道德的形成产生广泛而深远的影响。各种教材中反映的知识体系不仅包含人类传承与创新的文化，还蕴含着正确的价值观与科学的世界观，具有伦理、美学等多方面的教育价值。学生在掌握科学知识的同时，他们的情感、意志、个性等也在形成发展中，这是一个以认识为基础的德、智、体、美全面发展的过程，比单纯的认识过程更加复杂、丰富和深刻。

（三）护理教学过程的阶段

护理教学过程的基本阶段是根据认识论和学生掌握知识、技能的心理活动过程来划分的。每一个阶段都应启发学生思维，提高掌握知识的效率。

1. 学生感知教学内容

学生要掌握的知识是他人的实践经验总结，要理解和掌握这些知识，必须以感性认识为基础，逐步发展为理性认识。如果学生感性认识丰富，表象生动，理解书本知识就相对容易，否则学生对所学概念就会感到抽象，难以理解。指引学生感知教学内容，获得与之有关的感性认识的方式很多，包括：①提供直观的感性材料，如直观教具、实验、演示、参观、临床见习等；②向学生提出问题和要求，如撰写实验报告等，引导学生有目的地观察，培养观察能力；③运用生动的语言形象描述，唤起学生对已有的表象和经验的回忆；④通过复习已学过的基础知识，促进新旧知识连接，引发丰富联想，产生新的表象。

2. 学生理解教学内容

学生在感知教学内容的基础上，逐步对教材进行理解和概括，形成科学概念，这是教学过程的中心环节。因为只有理解教学内容，才能深入了解事物的本质，把握客观过程的规律。学生理解教学内容是一个复杂的思维发展过程。为了使学生正确地进行思维，将书本知识与感性知识结合起来，转化为自己的精神财富，护理学教师应做到以下方面：

（1）了解学生思维发展过程及规律，科学安排教学进程，提高课堂教学质量。

（2）恰当选择感性材料，善于运用典型案例揭示事物的特征，并注意举一反三，引导学生用已有知识去分析新问题。

（3）善于运用比较、分析和综合、概括和演绎等方法，引导学生发现问题、分析问题、检验假设，并培养学生的逻辑思维能力。

（4）要注意给概念以精确定义，并注意纠正学生已有的、与科学概念不相符的生活概念，以形成科学的概念体系。如日常将所说的"开刀"，转换为医学术语"手术"。

3. 学生不断巩固知识

学生学习书本知识要转化为自己的精神财富，必须经过知识的巩固。学生只有牢牢记住所学知识，才能顺利地掌握新知识，灵活地运用已有的知识。巩固知识是教学过程中重要的环节。为帮助学生巩固知识，护理教学中应注意以下方面：

（1）研究遗忘的规律，减少遗忘，及时复习，培养学生良好的记忆能力。

（2）引导学生在理解的基础上记忆，将意义记忆和机械记忆结合起来，提高记忆效果。

（3）科学地组织学习材料，便于学生理解记忆。

（4）指导学生掌握记忆的方法，如运用多通道协同记忆方法，养成边阅读、边理解、边记忆或用自己的语言复述知识的习惯，提高学习效果。

4. 学生反复运用知识

掌握知识的最终目的是应用知识，解决实际问题。学生通过运用知识，可以形成技能、技巧，还可以检验所学知识，丰富直接经验，使知识内化到已有的知识结构中。同时，进一步巩固知识，提高分析问题、解决问题的能力，运用知识，需要充分调动学生主观能动性，进行反复练习和实际操作。因此，在护理教学中应注意以下方面：

（1）根据教学要求，精心设计组织多种形式的教学实践活动，并逐步加深内容，循序渐进，提高难度。

（2）明确教学实践、练习目的和要求，调动学生参与实践的积极性。

（3）适当组织综合性强的社会实践活动，以提供综合运用知识、展示学生才智的机会。

（4）对活动的过程实时监控，帮助学生改正缺点，并培养学生自己安排活动，自己检查实践结果的习惯与能力。

5. 教师评价学习效果

在护理教学中，可采用过程评价和结果评价等方法，对学生掌握护理知识与技能的情况进行检查。护理学教师在教学过程中，要通过过程评价，随时了解学生对知识的理解与技能掌握情况，及时调整教学内容、方法、进度；另外通过结果评价，即在完成一定的教学量之后进行专门检查，了解学生知识掌握与能力发展情况，以便改进教学，提高教学质量。此外，为了提高学生自学能力，教师还应注意培养学生对所学知识的自我检查能力和习惯。

教学过程各阶段都有各自具体的教学任务和独特功能，它们既相互区别又相互联系，并不是每堂课都要体现这些阶段，也不是每堂课都要遵循五个阶段的顺序。应根据教学对象的实际和学科知识本身的特点，灵活掌握。

（四）护理教学过程中的关系处理

护理教学过程是护理教学双方为完成护理教学任务，以教学内容、教学手段为媒介开展共同活动的过程，教师、学生、教学内容和教学手段，在护理教学过程中有着内在的、必然的联系，处理好这些关系，是进行有效教学所必需的。

1. 间接经验与直接经验的关系处理

在护理教学过程中，学生的认识无外乎两个方面：一方面是获取直接经验，即学生亲自活动获得的知识；另一方面是获取间接经验，即前人的知识成果，正确处理这对关系，应该做到以下方面：

（1）学生学习知识必须以间接经验为主。人类知识的发展与丰富是不断地传承与创新的结果。任何知识都是由直接经验开始的，而人类知识的获得途径，又主要是接受他人的认识成果，即间接经验。随着认识的发展，作为新生一代的学生在有限的活动范围和生命时限内，无论如何努力，也不可能只凭直接经验认识世界。他们要在短时间内掌握系统的科学文化知识、护理学专业知识和技能，达到专业现有的科学认识水平，并继续攀登科学文化新高峰，就必须以学习间接经验为主。

（2）学习间接经验必须有直接经验做补充。在护理教学过程中，学生仅掌握书本知识是不够的，现成的书本知识，一般表现为抽象的概念、原理、规律等，学生要把这种书本知识转化为自己能理解、运用的东西，必须有一定的直接经验、感性知识做基础，只有把直接经验与间接经验结合起来，感性知识与理性知识结合起来，学生才能获得运用知识于实际的能力，从而真正掌握完全的知识。在护理教学过程中，要创造条件为学生增加学习新知识所必需的感性认识，如课堂举例、观看录像、临床见习等，促进学生把个人的已有经验、知识或现实获得的感性认识与所学的新知识联系起来，提高护理教学质量。

2. 知识掌握与能力发展的关系处理

在护理教学过程中，知识掌握与能力发展是相互依赖、相互促进的关系，主要表现为以下方面：

（1）知识掌握是能力发展的基础。在护理教学过程中，学生能力的发展依赖于他们对学科知识的掌握，因为系统的学科知识是专业能力发展的必要条件。没有一定的知识作为基础，能力的发展就失去了前提。学生学习的护理学及相关科学知识，本身蕴含着丰富的认识方法，是人类知识传承积累的成果和能力创新的结晶。学生在掌握知识的过程中学会基本认识方法，发展自己的基本能力与专业能力，同时运用知识解决护理实际问题。所以，学生知识越丰富，理解越深刻，他们的能力发展水平就越高。

（2）能力发展是知识掌握的必要条件。随着护理教学过程的深入，学生对知识的掌握依赖于他们的能力发展。一般而言，能力发展较好的学生，学习效率较高；能力较差的学生，学习上的问题也较多。因此，发展学生能力是顺利进行知识教学的重要条件，是提高教学质量的有效措施。尤其是在科学技术迅猛发展、知识更新周期加快的年代，教学内容迅速增多，更需要在教学中培养和提高学生的能力，适应护理专业发展需要。

（3）在教学过程中应把知识掌握与能力发展有机结合。掌握知识与发展能力是在同一认识活动中实现的，两者相辅相成，教学中应促使两者有机结合。学生知识的多少并不意味其能力发展的强弱。学生的能力是他们成功完成某种活动的心理特征。因此，在护理教学中，应保证教学内容的科学性、系统性，注重调动学生学习的积极性与探索精神，引导学生主动参与教学过程，充分运用自己的精准认识能力、敏捷的思维能力，深刻理解和把握知识所反映的客观事物的内在联系与规律，创造性地运用知识来理解和解决实际问题。

3. 知识掌握与品德教育的关系处理

护理教学过程，不仅是学生掌握护理知识，构建合理的知识体系的过程，也是学生提高思想觉悟，养成良好的职业道德的过程。

（1）掌握知识是进行思想教育的基础。①在护理教学过程中，科学知识本身具有丰富的教育因素。无论是自然科学、社会科学，还是人文科学，都蕴藏着丰富的价值观、世界观及探索者的治学态度、精神力量，这都为学生确立正确的、科学的世界观和职业价值取向奠定了基础。②在护理教学过程中，教师所传授的知识，常会融入他们的立场、观点、思想感情、工作态度等，这也会对学生产生不同程度的影响。如果教师关爱学生，为人师表，热爱护理教育事业，那么他们的教学必然对学生产生潜移默化的思想教育作用。③学生掌握知识的过程，本身就是道德实践与品德修养的过程。要牢固掌握知识，学生必须具有勤奋、严谨的态度和坚强的意志，锲而不舍的精神。

（2）品德教育是知识掌握的重要条件。品德教育能帮助学生形成良好的思想品德，提高分辨是非的能力。这就为学生有效学习与发展提供了有效保证。教师在教学中，如果能结合学生思想实际，结合护理工作的性质与特点，有的放矢地对学生进行思想教育，就可以引导学生自觉地从所学知识中汲取思想营养，养成优良的职业素养。学生品行越好，学习目的越明确，他们对护理学专业就会更热爱，学习就更主动、更富有创造性。可见，品德教育能促进学生对知识的掌握。

4. 教师与学生的关系处理

护理教学过程是护理学教师与学生共同活动的过程，因此教师与学生的关系是护理教学过程中最主要的关系。处理好师生在护理教学中的地位和作用的关系，是护理教学过程中至关重要的理论与实践问题。

（1）教师是教学过程的主导。教与学是一个矛盾的统一体。教师的教是矛盾的主要方面，教师受过教育专业训练，精通所教的专业知识，了解学生身心发展规律，他们的任务是根据护理培养目标，把课程规划、课程标准、教科书所规定的内容传授给学生。对于学生而言，只有借助教师的教导与帮助，才能以简捷有效的方式掌握护理学专业知识与能力，教学如何进行，是由教师的教学水准所决定的。

（2）学生是教学过程的主体。在护理教学过程中，学生是教育的对象，又是学习活动的主体。教师传授的护理知识、技能，施加的思想影响都要通过学生自己的认真观察、积极思考和自觉练习和运用，才能转化为他们自己的知识财富、智慧才能、思想观念。因此，学生如何学、学习效果怎样是由他们自己决定的。所以，学生的主体意识越明确，学习主动性就越强，学习效果就越好，个体身心发展就越大。

（3）教师与学生在教学过程中不可分割。在护理教学过程中，教与学双方是相辅相成、相互促进的关系。教师主导作用的充分发挥主要体现在承认学生在教学过程中的主体作用，在教学中，将启发式理念贯彻始终，激发学生学习护理知识的兴趣与欲望，鼓励他们独立探索，引导他们积极思考，创造性地进行活动。如果背离教师的主导作用，学生主动性就会具有盲目性，导致学习过程事倍功半。而学生学习积极性的提高，又会进一步促进教师主导作用的实现。因此，在护理教学过程中，必须充分发挥教与学双方的积极性。

二、护理教学的原则

护理教学原则是有效进行护理教学必须遵循的基本要求。它既指教师的教，也指学生的学，贯彻于护理教学全过程。护理教学原则是学校组织教学，制定培养目标，形成课程标准，编写教材的准则，对教学工作的各方面都具有指导意义。掌握并全面贯彻护理教学原则，是实现培养目标，提高教学质量的保证。

（一）科学性与思想性统一原则

科学性与思想性统一的原则反映了教学具有教育性的规律，是社会主义教育目的所决定的，体现了我国护理教学的根本方向和特点。科学性是指护理教学向学生传授的知识必须是正确、科学的知识，反映当代最先进的科学思想。思想性是指无论教材内容的安排，还是教师讲授过程都应注意对学生进行辩证唯物主义与共产主义思想品德教育，使学生形成科学的世界观和高尚的职业道德品质[1]。

在科学性与思想性关系之中，科学性是根本，思想性渗透在科学性的教学之中。在护理教学中，只有把科学性与思想性有机结合起来，才可能培育出德智体全面发展的，适应社会发展的护理专门人才。在护理教学中贯彻科学性、思想性相结合原则的基本要求如下：

（1）保证护理教学的科学性，发挥科学知识本身的教育力量。在护理教学中，教师要科学地分析教材，选择和补充教学内容。引导学生掌握的知识必须是正确的、系统的、定论的，是反映现代护理科学发展水平和研究成果的知识。概念的表达要精确，原理的论证要严密，资料的引用要可靠，技能的演示要规范。在介绍不同学术观点时应在讲清基本知识的基础上，实事求是地进行分析，使学生养成尊重科学的态度。为此，护理学教师必须刻苦钻研业务，加强科学研究，深刻了解本学科最新发展的动向，不断提高自己的专业学术水平。

（2）根据学科的性质和特点，进行思想品德教育。在护理教学过程中，必须根据学科特点，充分挖掘教材内在思想性，例如，护理教育学本身就具有鲜明的政治性、思想性和道德准则。而护理学基础知识揭示了人的本质和客观规律，渗透着唯物主义思想和辩证法。因此，只有结合学科知识特点，有的放矢地进行思想教育，才能收到预期的教育效果。

（3）充分利用教学各环节，培养学生思想品德。护理学教师不仅要在上课时对学生进行思想品德教育，还要注意通过作业、辅导、考试、临床见习与实习、社会实践等各种教学活动，对学生提出严格要求，结合学生思想实际进行教育，培养学生勤奋努力、脚踏实地、刻苦钻研的学习态度和严谨治学、持之以恒的良好习惯，关心他人、富有爱心、乐于奉献的职业品质，形成科学的世界观。

（4）教师为人师表，教书育人。教育是用灵魂塑造灵魂，用人格培养人格的活动。学高为师，德高为范。教师高尚的人格品质是最具有感染力的教育资源，它作为一种精神力量，对学生的心理影响是任何道德格言、奖惩条例所不能代替的。为此，教师应努力提高自己的政治思想、专业水平，加强道德修养，使自己成为学生的优秀榜样。

---

[1] 苗蓓蓓，张蔚，刘振波. 现代护理教学与临床实践 [M]. 广州：世界图书出版广东有限公司，2019：49-54.

（二）护理理论联系临床实践原则

护理理论联系临床实践的原则，是指在护理教学中要重视和加强护理学科基础理论知识和基本技能的训练，同时紧密结合护理实践活动，使学生在掌握基本知识与技能的同时，通过各种临床实践，使学生具有分析问题、解决问题的能力和言行一致的品质，从而正确解决教学中直接经验与间接经验、感性知识与理性知识、学与用、言与行的关系，使学生在获得较完整知识的同时得到道德实践锻炼，培养理论联系实际的学风和能力。护理教学中贯彻护理理论联系临床实践的原则的基本要求如下：

（1）以护理理论为主导，联系临床实践进行教学。要使学生较好地掌握护理学的基本知识，教师必须理论联系临床实践进行教学，包括联系学生已有的生活经验、知识、能力、兴趣、品德的实际；联系科学知识在护理临床实践与社会生活中运用的实际；联系当代最新科学成就的实际，以使抽象的理论知识易于被学生理解、巩固和转化。

（2）根据不同层次学生的特点，确定理论联系实际的度与量。理论联系实际的深度、广度和具体形式必须从护理教学实际需要出发，必须考虑不同层次学生的年龄特征、身心发展水平、接受能力，以切实提高学生参与实践活动的积极性和保证实践活动的教学效果。

（3）加强实践性教学环节，加强基础知识教学和基本技能训练。护理学教师要充分认识实践性教学环节，如实验、见习、实习、参观、调查、撰写实习报告等在护理人才培养中的重要地位和作用。根据护理教学特点，安排和引导学生积极参加各种实践活动。在组织每一次实践性教学活动时，做到思想重视、目的明确；精讲多练、保证学生有足够的独立自主的实践时间，还课堂给学生；及时检查、做好总结，以提高实践性教学活动的教学质量。

（三）直观性与启发性兼顾原则

直观性是指护理教学中教师要利用学生的多种感官和已有经验，通过多种形式的感知，使知识具体化、形象化，减少学习抽象概念的困难，帮助学生更好地理解和运用知识，并发展学生的观察能力、形象思维能力和抽象思维能力。启发性原则是指在教学中教师承认学生是学习的主体，注意调动学生的主动性，引导学生独立思考，积极探索，自觉掌握科学知识和提高分析问题、解决问题的能力。

在护理教学过程中，贯彻直观性和启发性相统一的原则应注意做到以下方面：

（1）恰当选择、运用直观手段，激发学生求知欲。运用于教学中的直观手段多种多样，一般可分为实物直观、模象直观、语言直观。直观是教学的一种手段，使学生产生浓厚的认识兴趣和探求渴望。

（2）遵循学生感知规律、引导学生积极思维。护理教师在运用直观手段时，必须遵循人的感知规律。这些规律包括：感知任务明确程度规律、对象与背景间差别规律、对象各部分组合规律、对象活动性规律和多种感官协同感知规律等。同时要善于提问，以开阔学生的思路问题，提法要引起学生的兴趣，要给学生留有思考的时间。只有遵循这些规律，才能获取良好的直观性效果。

（3）与教师讲解密切配合，培养学生独立解决问题的能力。护理教学中的直观不是让学生自发地看，而是在教师指导下有目的地细致观察。教师可以通过提问，引导学生把握事物特征，发现事物间的联系，提高观察或感知的深刻度；可以从教学中某个结论出发，通过直观形式验证；也可以通过讲解，解答学生观察中的疑惑，促使学生全面、深刻地掌握知识。此外，在教学中，也要重视语言直观的作用。教师生动地讲解、形象地描述，能够给学生以感性认识，启发学生积极思维，培养学生独立解决问题的能力。

（4）从运用直观过渡到摆脱具体形象。在教学过程中，直观展示的目的在于使学生摆脱直观，最终进行抽象的思维活动。因此，教师要鼓励学生将形象思维与抽象思维有效地结合起来，做到感性体验与理性思考的统一。在使用直观教具时，必须有意识地使学生以后不需借助教具也能再现有关表象。

（5）发扬教学民主。教与学是双向的信息交流，其中包含情感交流。护理学教师应注意建立民主、平等的师生关系，创设民主和谐的教学气氛。要鼓励学生发表不同见解，允许学生向教师质疑，对学生的发言和回答不求全责备。在这种情景中，学生心情舒畅，才会动脑筋，积极发言，发挥自己的聪明才智，并得到最大的锻炼提高。

（四）循序渐进原则

循序渐进原则是指护理教学中要按照学科的逻辑体系和学生认识发展、知识掌握顺序进行，使学生系统地掌握护理学基础知识、基本技能，形成系统严密的逻辑思维能力，这个原则又称为系统性原则。在护理教学中，应用循序渐进原则要求做到以下方面：

（1）按知识的系统性进行教学。护理学教师要认真研究课程计划，了解各门课程的关联性与区别性，避免各科教学的重复与遗漏。在此基础上认真钻研课程标准、教材，细致了解学生情况。

（2）抓主要矛盾，解决好重点和难点教学。贯彻系统性原则，并不意味着教学要面面俱到，平均使用力量，而是要求区别主次，分清难易，做到突出重点，突破难点，保证教学质量。

（3）由浅入深、由易到难、由简到繁，这既是循序渐进原则的要求，又符合学生的认识规律。由易到难是指教学要从学生熟知的具体事实过渡到抽象的概括。由简到繁是指教学先从比较简单的事实和概括开始，逐步引导学生掌握复杂的本质与概念，这些规则的运用都不是机械不变的。

（4）教学环节要有系统性。教师应通过有计划地布置作业、预习、复习、检查、考核、讲评，使学生所获得的知识系统化与综合化，并养成他们系统的、循序渐进的、坚持不懈的学习习惯，克服学习上急于求成的缺点。

（五）因材施教原则

因材施教原则，是指护理教学要考虑学生的身心特点、知识水平和一般接受能力等方面的个别差异，有的放矢地进行有差别的教学，使每个学生都能扬长避短，获得最佳的发展。护理教学中贯彻因材施教原则应注意做到以下方面：

（1）了解学生，从实际出发进行教学。护理学教师要经常了解、研究学生，既要了解全班学生的一般特点，如知识水平、接受能力、学习风气等，更要了解每个学生的具体情况，如学习的兴趣、爱好、注意力、记忆力等，在此基础上采取不同的方法，有针对性地进行教学。

（2）正确对待个别差异，使有才能的学生得到充分发展。了解学生的个别差异，是为了发挥他们的长处，弥补他们的短处，把他们培养成合格的护理人才。

（3）在制定培养方案时，适当增加选修课。由于先天的遗传因素与教育、个人实践等原因影响，学生存在明显的个别差异。这就要求教学内容和教学方法要有所不同。开设选修课，既可以更好地发挥学生的特长，又能培养多层次、多规格的护理人才。

第三章　护理伦理与道德教育

护理道德是护理人员做好护理工作的精神动力和思想保证，是护理管理的基础，也是护理建设的重要内容。本章重点阐释护理伦理学、护理道德及规范体系、护理道德教育的提升。

第一节　护理伦理学的分析

一、护理伦理学的认知

伦理是人与人相处应当遵守的准则。伦理的"伦"即关系，指人伦，人与人之间的关系；"理"是"治玉"的意思，指带有加工又显示本身纹理的意思，即玉石纹理，引申为事物的条理、道理、准则。"伦理"就是人伦之理，即人与人之间关系的道理或准则。在古希腊将伦理一词解释为风俗习惯。伦理学，又称道德学、道德哲学，是对人类道德生活进行系统思考和研究的一门科学，是一门研究道德的起源、本质、作用及其发展规律的科学。伦理学作为一门独立的学科是由古希腊伟大的哲学家亚里士多德创立的。在中国古代虽没有使用"伦理学"一词，但早就有了"人伦""道德"等概念，孔子的《论语》应是世界上最早的伦理思想丰富的著作，中国出现"伦理学"这个名词在清朝末年。

护理伦理学是一门研究护理职业道德的科学，是运用一般伦理学原理研究护理科学中，特别是护理实践中护士之间，以及护士与患者、与其他医务人员、与社会之间关系的道德意识、规范和行为的科学，是由护理学与伦理学相结合而形成的一门边缘学科。护理伦理学对护理实践起着重要的指导作用，可以提高护士的道德水平及使其成为德才兼备的护理人才；有利于解决护理道德难题，促进护理事业的发展；有利于护理实践技术与伦理的统一；有利于护士在遵循道德和法律规范的前提下从事护理职业，从而提高护理质量[1]。

---

[1] 张新庆. 护理伦理学研究之沿革与进展 [J]. 中国实用护理杂志，2016，32（36）：2801-2805.

二、护理伦理学的理论

（一）生命价值论

生命价值论是指以人所具有的内在价值与外在价值来衡量其生命意义或价值的一种伦理观点。生命价值的主要内容：各种生命都有其存在价值，人的生命价值在于能进行创造性的劳动，改造生活环境，表现在人们能认识和改造自然和社会的能力。人所具有的智力和创造能力，使得人的生命价值分为两个方面：①生命所具有的潜在的创造能力或劳动能力，即生命的内在价值或自我价值，它是由生命质量所决定的；②生命的外在价值，即把内在价值发挥出来。为社会创造物质财富和精神财富的社会价值，或称生命的社会价值，它是由生命对他人和社会的意义所决定的。生命的内在价值与外在价值的统一，构成了一个人的生命价值，这两者是密不可分的。内在价值是基础，外在价值是内在价值的展现。内在价值不断地转化为外在价值，外在价值又会不断地充实与丰富内在价值。人们只有通过社会活动，在与人们的交往与生产劳动中，在社会生活的实践中才能充分展现人的生命价值。

生命价值包含了内在价值与外在价值，从伦理角度来分析生命价值高低时，必须依据两个方面：①生命的质量即生命的体力和智力状态的自然素质状态，这种状态的好坏决定了生命潜在创造力的大小，也直接影响生命的社会价值；②生命的社会价值即对他人、社会和人类的意义。

在伦理学判断中，生命的内在价值与外在价值是一致的，生命质量高，对他人、社会的贡献就会大。但在一定社会条件下，生命价值与生命质量也可以不一致，因为一些生命质量不高的人，也能对他人、社会在某方面做出贡献。一个人的生命质量固然影响一个人的生命价值，但更重要的是一个人对社会的贡献，即他对人类进步事业的贡献。一般而言，一个人对集体、社会的贡献越多，他的生命也就越崇高，价值也就越大。生命价值的大小受许多因素的影响，如历史条件、政治、经济、文化等。这是因为不同的时代，不同的历史时期，人们在判断生命及其价值时存在着明显的态度差异。生命价值论为全面认识人的存在的意义和生命价值提出了科学论证。

（二）人道主义论

人道主义论是一种认为人具有最高价值而应该善待每一个人的思想体系。人道主义具有两个基本的含义：一方面指人本身具有最高价值；另一方面指应该善待每一个人。如果说狭义的人道主义只是个人的道德准则，广义的人道主义则是指社会道德准则，是指一切维护人的尊严、尊重人的权利、重视人的价值、实现人的全面发展的"以人为本"思想，这种思想贯穿于人类社会的自始至终，如中国古代孔子的"仁者爱人"、墨子的"兼爱"等。革命的人道主义、社会主义人道主义等都属于广义的人道主义。

医学人道主义亦属于广义人道主义的范畴，是古今中外医学护理道德传统的精华，也是护理道德研究的重要内容，它是贯穿于护理伦理与法规发展始终的理论基石。医学人道主义，是在医学领域内，特别是在医护人员与患者的人际关系中，表现为以爱护、关心患者健康，重视患者生命，尊重患者的人格与权利，维护患者的利益和幸福为宗旨的伦理原则。医学人道主义主张关心全社会人员的健康状况，不断提高全人类的人口质量。由于社会历史条件的限制和医学科学发展水平的不同，纵观历史各个朝代，医学人道主义表现出不同的形式和内容，包括古代朴素的医学人道主义，近代实验医学时期的医学人道主义，当代医学人道主义等，它经历了一个从不完善到逐步完善的发展过程。

医学人道主义内容非常广泛，但其核心内容是尊重患者，具体体现在三个方面：①尊重患者的生命，这是医学人道主义最基本的思想。人的生命只有一次，不可逆转，它使人的价值表现得特别突出，生命是神圣而最宝贵的，治病救人是医护人员的天职。②尊重患者的人格。医护人员应尊重和维护患者的尊严，对待患者应真诚、同情、爱护体贴和关心，绝不能冷嘲热讽，歧视他们，特别是对待精神病等特殊患者更应如此。③尊重患者平等的医疗护理权利。医学人道主义追求的目标就是在医疗护理服务中体现人人平等，尊重患者的平等医疗权利就是对患者不分亲疏远近，一视同仁，给予同样的医疗护理服务，包括对战俘或囚犯也需给予必要的医疗护理措施，以体现医学的人道主义精神。

（三）义务论

义务论是传统护理伦理学的重要组成部分，义务可与责任、使命、任务等同，是护理伦理学的重要道德范畴。

义务论是关于义务、责任的理论，又称非结果论、道义论或道义主义。社会生活中存在着各种各样的义务，如法律义务、政治义务、道德义务等，其中法律义务和道德义务是本书的主要研究内容。法律义务是指法律关系主体依法承担的某种必须履行的责任，换言之，法律关系主体依据法律规范必须为一定行为或不为一定行为，以保证权益人的权利得以实现，当负有义务的主体不履行或不适当履行自己的义务时，将要受到国家强制力的制裁，承担相应的责任。这里的法律关系主体主要是指医护人员或医疗机构、患者及其家属等。道德义务研究的是准则和规范，即根据哪些标准来判断某种行为的是非以及行为者的道德责任。在医学护理领域，主张医护人员应当将遵循法律规范、某种既定原则或某些规范作为一种法律和道德责任来约束个人的行为，即把医护人员的行为限定在合理的范围，强调对患者生命与健康的责任和利益，把对患者负责视为绝对的义务和责任。

1. 义务论的表达形式

义务论的具体表达形式是应当做什么，不应当做什么，以及如何做才是合法和道德的。任何一个社会为维护社会的协调和发展，都会向全社会的成员提出一些对他人、对社会的职责、任务和使命，以及在一定的社会秩序中调整好人们之间的关系。职责、任务和使命一旦以道德规范的形式确定下来，就成为一定社会的道德义务。道德义务是社会关系的客观要求和外在道德要求，是他律性的，具体反映在社会的道德原则和规范中。履行义务即体现了对他人对社会的道德责任，当道德主体将道德义务升华为内心的道德责任感时，道德义务由外在约束变成了内在的要求，即由他律阶段转化到自律阶段。这里的道德责任与道德责任感是不同的，道德责任是护理道德原则和规范对护士的要求，但不一定和履行道德责任的行为发生直接联系。

因此，护士仅了解道德责任是不够的，还必须和行为发生直接联系，成为行为的动机，即上升为道德责任感。道德责任感是对道德责任的自觉认识，是对服务对象需求的自觉意识和主动反应，即完成了道德责任的他律向道德责任的自律的转化。这样，护士就摆脱了义务或责任的消极性，而成为护士道德意识结构的有机组成部分。一个有责任感的护士，善于体察患者的痛苦和需要，主动创造条件去满足患者的实际需要。如果护士缺乏应有的道德责任感，是难以将工作做好的。

2. 义务论的重要意义

在过去的护理道德中，义务论强调的是对每个患者的护理道德责任感，其道德目标主要集中在美好动机和个人行为的谨慎方面，这对当时的护理道德建设有着十分重要的意义。

（1）培养了具有优良护理道德品质的护士。由于义务论是以应当做什么、不应当做什么和如何做才是道德的形式出现，因此易于被广大护士理解和接受。在不同的历史时期，义务论在要求护士继承传统护理道德的同时，还要适应护理学科的发展，明确所处时代的具体护理道德义务和责任。换言之，义务论在指导护士的护理实践和护理道德品质的养成中发挥着重大作用，培养了一代又一代具有优良护理道德品质的护士。

（2）促进护士为人类健康做出更大贡献。义务论所包含的道德义务是经过历史检验的，证明对调节人际关系、社会关系非常有用的道德原则和规范。长期以来，护士在护理道德责任感的驱使下，认真履行护理道德义务，勤奋学习、认真工作、刻苦钻研、精益求精、不断进取、无私奉献，为维护人类健康和促进护理事业的发展做出了巨大的贡献。

随着医学和护理科学的发展及人们观念的转变和一些新问题的出现，义务论也暴露出一些局限性：忽视了行为动机与效果的统一，忽视了对患者尽义务与对他人、社会应尽义务的统一，忽视了护患义务的双向性等。特别是在器官移植、人工生殖技术、卫生资源的合理分配等问题上，义务论显示出的局限性更明显。如在护理道德中，义务论强调护士对患者尽义务的绝对性和无条件性，而没有提出患者的义务，忽视了护患义务的双向关系，这种双方权利义务配置的失衡在商品经济的时代面临着功利论的挑战。所以，医护人员只有良好的愿望，并不一定能给患者带来真正的利益。

（四）美德论

不同国家和民族在不同的时代都有许多传统美德，中国是"礼仪之邦"，有很多传统的美德，如礼貌、谦让、勤劳、勇敢、节俭、诚实、守信等，在护理伦理与法规中，美德的内容也非常丰富，护士了解美德的内容和相关问题，对培养优良的护理道德品质具有重要意义。

美德论是美德伦理学的理论体系，又被称为德行论或品德论。美德论以品德、美德和行为者为中心，研究和探讨护士应该是一个怎样的人，应该具有怎样的品质，有道德的人是怎样的人，什么是道德上的完人以及如何成为道德上的完人。

护理道德品质是由护理道德认识、护理道德情感、护理道德意志构成。护理道德信念和护理道德行为诸要素构成的综合体，是指对护理道德原则和规范的认识，及在这种认识的基础上所产生的具有稳定性特征的行为习惯，是由护理道德认识开始，经过护理道德情感、意志和信念，最后转化为护理道德行为和习惯的过程，是主观上的护理道德认识与客观上的护理道德行为的统一。

人类本性中的十大美德有同情、自律、责任、友谊、工作、勇气、毅力、诚实、忠诚和信念。护士在继承古今中外护理道德品质的基础上，经过长期的护理实践，培养了许多高尚的护理道德品质，主要内容包括：①平等待人，对患者一视同仁，工作不徇私情；②仁爱慈善，心地善良，讲人道，尊重、同情、关心患者；③严谨求实，严肃谨慎，遵守规章，认真负责，实事求是；④清廉正直，作风正派，不谋私利；⑤端庄可信，仪表整洁素雅，言谈文雅有度，举止文明有礼，动作轻捷，诚信自律；⑥团结协作，彼此尊重，密切配合，相互支持，齐心协力，勇挑重担；⑦精益求精，刻苦钻研，勇于进取，注意更新知识，不断提高护理质量；⑧乐于奉献，不怕困难，不嫌麻烦，有爱心，勇于付出，敢于牺牲个人利益等。

护理道德一直都强调美德。在当代，美德论仍然是现代护理伦理与法规不可缺少的重要组成部分。美德的培养不是一朝一夕的事，是在一定的社会环境和物质条件下，通过系统的护理道德教育和护理实践的陶冶以及个人自觉的锻炼和修养而逐步形成的，是一个长期的、逐步发展的过程。护士美德的形成既需要护理道德原则和规范的指导，也需要借助于社会舆论、内心信念和传统习俗进行的道德评价和道德调节，更需要护士个人的主观努力，只有这样，才能达到将护理道德认识、情感、意志、信念和行为统一。

（五）公益论

公益是指有关社会公众的福祉和利益。公益要求人们在进行道德评价时，要从社会、全人类的现在和未来出发，从整体和长远的角度出发，来分析评价人们的行为及其后果。只有从符合人类的长远利益和整体利益出发来考虑行为才是道德的。在护理伦理与法规中，公益是指护士从社会和人类的利益出发，公正、合理地解决护理活动中出现的各种利益矛盾，使护理活动不仅有利于患者，还应有利于社会、人类和后代，有利于生态环境，有利于医学和护理科学的发展。

公益论是从社会和人类的利益出发，主张在医疗卫生事业中合理分配利益，以公正态度对待社会成员，自身行为应符合患者、社会全体成员、整个人类及子孙后代利益的一种道德理论。公益论强调行为是为了社会利益，为了人类及子孙后代的利益，而不是为了个人或少数人利益。

公益论作为一种道德理论，包含很多内容，这里主要讨论以下方面：

（1）护士如何将对患者的责任同对他人、社会和人类子孙后代的责任统一起来。卫生事业作为一种带有福利性质的公益事业，必须以公众利益为出发点，使医疗卫生服务为大多数人民群众服务，在卫生资源的分配上做到城市和农村兼顾。在重视医疗的同时，要重视预防保健，建立集医疗、护理、预防、养生、保健、康复为一体的新型医疗体系；在解决大多数人的医疗保健问题的同时大力发展新的医学护理科学技术，研究解决疑难杂症。公益论责任有：控制人口数量的责任；提高生命质量的责任；保护天然性别比例平衡的责任；维持人类种族延续的责任；保护环境的责任；保护资源免受耗竭的责任等。

（2）卫生政策、卫生发展战略的制定要符合公益原则。卫生发展战略的制定要从长远考虑，要求眼前利益服从长远利益，局部利益服从全局利益，个人利益服从集体利益，特别在稀有卫生资源分配上必须符合大多数人的利益，将有限的卫生资源投入到最需要的患者身上而避免浪费。

公益论引入护理伦理与法规领域，有着重要的现实意义，既克服了义务论的不足和局限，使医护人员的责任视野扩大到社会与未来领域，加强了护士的社会责任，使护士的义务内容更加丰富；同时有利于解决现代护理发展中出现的伦理与法规难题而推动护理学的发展；还有利于制定卫生政策和法规，从而实现"人人享有卫生保健"的战略目标，为子孙后代服务。但是，人类要实现真正公益还需要经过长期不懈的努力。

第二节　护理道德及规范体系

护理道德的规范体系包括护理道德的原则、规范和范畴，是培养护士道德品质和道德行为的理论依据和准则，在护理伦理学中占有重要地位，是护理伦理学的核心内容。原则是指人们观察问题和处理问题的标准或准绳，护理道德原则是衡量护士道德品质和道德行为的最高标准，是护理道德规范和范畴的总纲、指导思想，起主导作用。护理道德规范是护理道德原则的补充和展开，是调整护士行为的准则，也是培养护士道德意识和道德行为的具体标准。范畴是反映客观事物的本质联系，护理道德范畴是反映护患之间、护际之间以及护士与社会之间最本质、最重要、最普遍的道德关系，如权利与义务、情感与良心、审慎与保密、荣誉与幸福等。

一、护理道德的原则

护理道德原则是在护理活动中调整护士与患者，护士与其他医务人员、护士与社会之间相互关系的最基本的出发点和指导准则，是护士树立正确的道德观念。选择良好的护理道德行为、进行护理伦理评价和教育应遵循的原则，也是衡量护士道德品质和道德行为的最高标准，它是社会主义道德原则的重要组成部分和在护理领域的具体运用与体现，是护理道德规范体系的核心部分，是护理道德规范、范畴的总纲和精髓，在护理伦理学中处于首要地位，起主导作用，对于制定护理道德规范和解决护理实践中的伦理问题具有指导意义。

（一）护理道德的基本原则

救死扶伤，防病治病；践行社会主义人道主义；全心全意为人民健康服务是社会主义医学道德基本原则，它揭示了护理实践活动的本质和规律，明确指出了护士的服务宗旨和目的。

1.救死扶伤，防病治病

救死扶伤，防病治病是社会主义护理工作的核心任务和基本内容，是为人民健康服务的具体途径，它既是社会主义道德对护士的具体要求，又反映了护理工作的职责和职业道德特点，是护士为人民健康服务的具体内容和科学手段，也是护士应尽的职责和义务。救死扶伤，就是要求医护人员爱岗敬业，时刻把人民的病痛、生死、安危放在首位，运用自己的专业理论知识和技能竭尽全力救治危难中的患者，体现出对人民群众生命价值的尊重和对生命科学的热爱。要求护士必须以救死扶伤为天职，把高尚的道德情操和科学态度结合起来，保证护理道德基本原则的贯彻实施。

随着社会的进步和现代医学护理科学发展，医疗护理工作已由单纯的临床护理扩大到社会预防、社会保健等方面。因而医护人员的社会责任比过去更大，护理工作也由单纯的以"病"为中心的施护发展为以"患者"为中心，进而以"人"为中心，使人人享有卫生保健。可见社会预防和社会保健已作为护理工作的内容之一。在医疗护理实践中，护士不仅要重视对患者个体的医疗护理，而且要重视群体的社会预防和社会保健；不仅要考虑患者的利益，还要关注社会的利益。这就要求医护人员做到防治结合，在认真护理患者的同时，还应防止某些废弃的护理用具及患者的排泄物等污染环境，切实减少或清除致病物质对人们的危害。要广泛进行卫生宣传教育并将其列入护理目标之中，增强群体抵抗疾病、预防疾病的能力，降低发病率，有效地保障人民群众的身心健康。

2.践行社会主义人道主义

社会主义人道主义是社会主义道德的重要内容，体现了在社会主义制度下，对人的生命价值的尊重以及对提高生命质量的重视。在护理工作者身上，社会主义人道主义应当体现为以下方面：

（1）热爱、同情患者，尊重患者的生命价值和人格，尊重患者平等的医疗权利。每一个人，不论是健康的人还是患者，都具有共同的社会特性，有他的人格尊严，都享有医疗护理的权利，因而都应受到尊重。人的生命只有一次，如何才能表现出它的生命价值？生命死亡的这种不可逆转的特点，使人的生命价值表现得更加突出。护士在工作中，应当尊重患者的生命价值，对所有患者都应平等相待、一视同仁、认真护理，为其解除或减轻身体上、心理上的痛苦和创伤，挽救其生命，维护其健康。此外，应尊重患者的人格，尊重患者应享有的平等医疗权利，不仅要尊重意识清醒的患者的人格，也要尊重意识有缺陷的患者的人格。

（2）尊重患者的正当要求，即满足患者的基本需要和欲望。患者在求医或住院时，无不满怀希望，例如，希望环境安全和舒适；希望得到关心和重视；希望尽快诊断与治疗；希望了解病情转归和预后；希望得到最佳治疗与护理；希望不出差错，不发生并发症、后遗症等。这些愿望是正当合理的，护士应当予以尊重并努力地创造条件予以满足。即使暂时无法满足，也应以尊重为前提，婉言相告，以取得患者的理解和配合。总而言之，护理要同情、体贴、关心患者，急患者之所急，想患者之所想。在任何一个护理操作中，都应把患者的痛苦降低到最低程度，做到耐心、细致。

（3）谴责和反对不人道行为。社会主义人道主义谴责和反对各种形式的对患者的不人道行为，要对精神病患者、残疾人等给予更大的同情和爱护，并在治疗过程和生活护理中，给他们以特殊的关心和照料，充分体现出社会主义人道主义精神。

3.全心全意为人民健康服务

全心全意为人民的健康服务是护理道德的全部实质和核心，也是根本宗旨，是护士工作的出发点和归宿。劳动人民是国家的主人，是社会物质财富和精神财富的创造者。全心全意为人民的健康服务，是医护人员神圣的天职，符合社会主义的要求和人民的根本利益。护理工作要想真正做到全心全意为人民的健康服务，就应该做到以下方面：

（1）正确处理好个人与集体、个人与国家的关系。把国家的、社会的利益放在首位，把患者的利益放在首位。当个人利益与国家利益、社会利益或患者利益相矛盾时，护士应识大体、顾大局，勇于牺牲个人利益，毫不利己，专门利人。

（2）对待护理工作既要满腔热情，又要不断追求护理技巧，不断完善自己的服务能力。

（3）不怕困难，不怕辛苦，不能对患者三心二意，不能粗心大意、工作马虎，更不能牟取私利、欺诈勒索、见死不救等。

总而言之，护理道德的基本原则相互联系，不可分割，具有明显的层次性。救死扶伤，防病治病是实现全心全意为人民健康服务的途径和手段，也是具体内容；践行社会主义人道主义则体现着全心全意为人民健康服务的内在精神；最终全部归结于全心全意为人民健康服务的根本宗旨上。

（二）护理道德的具体原则

护理道德的基本原则是概括性的根本原则，在运用时还要借助于一些具体原则，以实现它的要求。护理道德的具体原则包括行善原则、自主原则、不伤害原则、公正原则等。从范围来看，这些原则也是世界通用的基本原则，具有可操作性。

1. 行善原则

行善原则是指护士对患者直接或间接履行仁慈、善良和有利的德行，是护理伦理学的根本规范、最高原则。行善原则也称有利原则，要求护士的诊治、护理行为是以保护患者的利益、促进患者健康、增进其幸福为目的。

行善原则的基本精神是做好事，不做坏事，制止坏事。行善原则要求护士一切为患者的利益着想，积极做对患者有益的事，包括：采取措施，防止可能发生的危害；排除既存的损伤、伤害，损害或丧失能力等情况。要权衡利害的大小，尽力减轻患者受伤害的程度，使医疗护理行为能够得到最大可能的益处，带来最小可能的危害，同时，使患者受益不会给别人带来太大的损害。这应该是护士经过深思熟虑所做出的合乎理性的决定并据此采取的护理行动。

2. 自主原则

自主原则是指尊重患者自己做决定的原则，是指护士在为患者提供医疗照护活动之前，事先向患者说明医护活动的目的、益处以及可能的结果，然后征求患者的意见，由患者自己做出决定。自主原则是建立在护士为患者提供适量、正确且患者能够理解的信息之上。在患者自己做出决定的过程中，护士应协助患者了解医疗和护理情况，同时传达个人的价值观以及他（或她）对患者的关注和投入，以协助患者考虑自己的价值观，完成自我决定的目的[①]。

自主原则要求护士尊重患者的自主权，承认患者有权根据自己的考虑就其自己的事情做出合乎理性的决定，患者的自主性决定必须是经过深思熟虑并和家属商量过的。切实履行责任，协助患者行使自主权。护士有责任向患者提供正确、易于理解和有利于增强患者信心的信息，并帮助患者进行诊疗护理活动方案的选择。同时，自主原则承认护士在专业护理活动中有护理自主权，护士要正确行使其护理自主权。如果患者处于生命的危急时刻，出于患者的利益和护士的责任，护士可以根据自己的价值观和所掌握的护理专业知识、各种信息与资料，不受外界干扰，行使护理自主权，选择恰当的护理措施。

知情同意、知情选择，保守秘密和隐私等均是患者自主性的体现。护士尊重患者的自主性，可以使患者感到自身的价值，因而能够调动其主动参与医护决策的主观能动性，也会增强患者对护士的尊重和信任，从而有利于建立和谐的护患关系，有利于医护决策的合理性及顺利实施。总而言之，患者的自主性受到一些条件的限制，患者自主性的实现需要护士的帮助，甚至有时需要护士替患者做主。因此，护士任何时候都不能放弃自己的责任。

3. 不伤害原则

不伤害原则指在诊治过程中不给患者带来本可以避免的肉体和精神上的痛苦、损伤、疾病甚至是死亡，这是护理应遵循的基本原则。不伤害原则包括不对他人施加伤害，特别是无能为力保护自己的人。不伤害除指不伤害他人，亦指不将他人置于可能受伤害的危险情况中。一般而言，凡是医疗护理上必须的，属于医疗的适应证，所实施的诊治和护理手段是符合不伤害原则的。反之，如果诊治、护理手段对患者是无益的、不必要的或者禁忌的，是有意或无意的强迫实施，使

① 高莉萍. 护理伦理与法规（第 2 版）[M]. 上海：第二军医大学出版社，2015：28-51.

患者受到伤害的，就违背了不伤害原则。

为使对患者的伤害减少到最低限度，预防对患者的蓄意伤害，不伤害原则要求护士培养为患者健康和维护患者利益的工作动机，积极了解评估各项护理活动可能对患者造成的影响，要选择利益大于危险或伤害的护理手段；重视患者的利益，为患者提供应有的最佳照顾。

4. 公正原则

医疗上的公正是指每一个社会成员都具有平等享受卫生资源合理或公平分配的权利，而且对卫生资源的使用和分配也具有参与决定的权利。在医疗实践中，公正不仅指形式上的类似，更强调公正的内容。如在稀有卫生资源分配上，必须以每个人的实际需要，能力和对社会的贡献为依据。公正包括两个方面的内容：①平等对待患者；②合理分配医疗资源。在医疗照顾上，公正原则是以公平合理的处事态度对待患者及其家属、其他患者以及直接或间接受影响的社会大众。公正原则要求护理做到以下方面：

（1）公正地分配卫生资源。护士既有宏观分配卫生资源的建议权，又有参与微观分配卫生资源的权利，根据公正的形式和实质原则，运用自己的权利，尽力实现患者基本医疗和护理的平等。

（2）树立平等观念。尊重每一位患者的人格尊严和健康权益，对所有患者一视同仁，要求护士不仅在卫生资源分配上，而且态度上能够公正地对待患者，要做到尊重每一位患者，以高度的责任感和同情心，以同样的热忱、以认真负责的作风和态度对待每一位患者，任何患者的正当愿望和合理要求应予以尊重和满足，要尊重和维护患者平等的基本医疗权。

（3）树立公正立场。在护患纠纷，护理差错事故的处理中，要坚持实事求是，站在公正的立场上。

二、护理道德的规范

规范就是约定俗成或明文规定的标准或准则。道德规范是人们的道德行为和道德关系的普遍规律的反映。护理道德规范是在护理道德原则指导下协调护士人际关系及护士与社会关系的行为准则或具体要求，是社会对护士的基本要求，是护理道德原则的具体体现和补充，也是培养护士护理道德品质的具体标准。因此，护理道德规范在护理道德规范体系中占有重要的地位，在护理活动中，护理道德规范发挥着把护理道德理想变成护理道德实践的中间环节的作用。医护人员从事医疗护理工作的基本规范，主要包括以下方面：

（一）护理要爱岗敬业，忠于职守

医护人员要时刻为患者着想，千方百计为患者解除病痛。人的生命是神圣的，救死扶伤，忠于职守，不仅是医疗护理卫生服务的根本宗旨，也是培养职业责任心和敬业精神及捍卫神圣生命的内在要求。每一位医学生都要志愿为祖国的医药卫生事业的发展和人类的身心健康奋斗终生。护士要想帮助患者解除痛苦、恢复健康、延长寿命，就要爱业敬业、忠于职守，忠诚于护理事业和所服务的患者，要想患者所想、急患者所急、痛患者所痛，牢固树立"患者第一"的理念，爱岗敬业，一切为了患者，不做违反道德良心的不合法护理操作，以维护护理职业的荣誉。

（二）护理要尊重患者，一视同仁

医护人员要尊重患者的人格与权利，对待患者不分民族、性别、职业，地位、财产状况，都应一视同仁。尊重患者，同情和关心患者，以患者的利益作为出发点和归宿，把救死扶伤、防病治病、全心全意为患者的身心健康服务作为自己的最高职责，做患者利益的忠实维护者，满足患者生理、心理、安全、爱美的需要，使之处于最佳心理状态，这是护士最根本的道德规范和道德品质，也是建立良好的护患关系的基础和前提。

（三）护理要极端负责，精益求精

医护人员要严谨求实、奋发进取、钻研业务、精益求精，不断更新知识，提高技术水平。护理工作应该极端负责，对患者极端热忱。临床护士日夜守护在病房，与患者接触最广泛、最直接，也最容易及早发现患者的问题。因此，护士询问病情应认真全面；做护理评估应认真慎重；有疑点应细问源由，下结论要慎重；观察病情变化及治疗护理效果，应严密细微，做到脚勤、眼勤、手勤、脑勤，以保证准确无误，及时掌握病情变化；治疗护理需小心行事，注意每一个环节，精心服务，谨慎细心，一丝不苟。总而言之，每个护士都应自觉地意识到自己对患者、对社会所负的道德责任，审慎地对待工作，防止任何差错事故。

随着现代科学技术日新月异的发展，护理工作的内容和范围不断扩大，这就需要护士不断刻苦学习，钻研业务，勇于进取，熟练掌握业务知识和各项新的护理操作技术，做到精益求精。这不仅是本职工作所必需，也是道德的要求，是对患者健康负责的重要保证。护士的护理技术越熟练，护理手段越先进，患者的健康就越有保障。作为护士，只有业务知识熟练，具备精湛的护理技术和高尚的护理道德，才能及时无误地发现病情的突然变化和谨慎周密地处理各种复杂的问题；才能在操作中做到准确、快捷、高效，在抢救患者时沉着、冷静、灵巧、敏捷；才能最大限度地减轻患者的痛苦。

（四）护理要端庄可信，慎言守密

医护人员要文明礼貌服务，举止端庄，语言文明，态度和蔼，同情、关心和体贴患者。要为患者保守医密，实行保护性医疗。护士的形象应该是：举止文明大方，端庄可信，仪表整洁素雅，言谈文雅有度，态度可亲，性格开朗，意志坚定，临危不惧。具体表现为：走路步态轻、稳、快；遇到紧急情况时冷静、沉稳、神色镇定、动作不慌乱而有条不紊；站姿及坐姿端庄自然；礼貌得体，热情大方；精神饱满，衣帽整齐，自信和蔼，言语亲切自然，给患者以端庄、稳重、温和、信赖的感觉，使患者易于接近和沟通并寄托希望。

慎言守密即言语谨慎，保守医密。言语是沟通护患关系的桥梁，护士的良好感望、美好的心灵都要通过言语表达出来。言语既可治病，也可致病。美的言语可以对大脑皮质起保护作用，使患者机体减少潜能的消耗并增强机体的防御能力；不良的言语可引起患者恐惧和不良的心理应激，易致病情恶化，加剧痛苦或拖延病程，甚至造成患者机体的协调功能紊乱而引起医源性疾病。因此，护士应十分注重言语的修养。在与患者接触中特别重视使用礼貌性言语、安慰性言语、鼓励性言语、解释性言语（治疗性言语）等。护患双方的人格是平等的，护士作为服务者必须先体现对患者的尊重，要使用让患者感受到被尊重、被关怀的礼貌性言语。

（五）护理要廉洁奉公，遵纪守法

医护人员要廉洁奉公，自觉遵纪守法，不以医谋私。廉洁奉公、遵纪守法要求护士以人民利益为重，正直廉洁、奉公守法、不徇私情、不谋私利。治病救人、解除患者的痛苦、维护人民的健康是医护工作者的天职，护士绝不能以医疗护理为牟取私利的手段。患者在接受治疗中，无论其本人还是患者家属通常都希望医护人员竭尽全力为他们治疗护理，争取最理想的治疗效果，得到最好的护理，这本来是正常的，也是正当的。然而，在社会一些不良风气的影响下，他们又担心医护人员不尽职尽责，因而主动向医护人员提供某种利益。医护人员应该推己及人，换位思考，对患者深切同情，真诚关爱，既不收患者送的礼品等财物，也要让患者及家属放心，这样才会在处理护患关系时注入浓浓的情感。担负着救死扶伤、防病治病崇高使命的医护人员，必须明确患者的利益高于一切，坚持原则，廉洁奉公，反对一切不正之风。

（六）护理工作要谦虚诚实，团结协作

医护人员要互学互尊、团结协作，正确处理同行、同事间的关系。互学互尊、团结协作，是正确处理同行同事间关系的基本准则。护理工作是个系统工程，需要多部门和医护人员之间共同努力和密切协作，才能有益于患者的治疗、护理、预防、康复。很多危重患者的抢救成功，往往是多部门、多科室、多学科、多专业人员团结协作和集体智慧的结晶。所以，护士在工作中，应当树立整体观念，做到顾全大局、彼此尊重、互相理解、互相支持、互相信任、相互学习、相互竞争、相互配合、相互监督。要一切从患者利益出发，把方便让给别人，把困难留给自己。要尊重他人的劳动成果，虚心向他人学习，正确对待同行中的缺点和错误。护士应该有爱心、同情心、责任心，有渊博的知识、丰富的经验、敏锐的眼光、果断的决心、丰厚的人文知识和良好的语言艺术。护士的职业道德规范可以包括：爱专业，亲患者，精技巧，风度雅，作风严，工作勤，协作诚，情绪稳。

三、护理道德范畴的体系

范畴是人的思维对客观世界的特性和关系的一般的概括，是反映客观事物普遍联系和发展规律的最基本的概念。护理道德范畴是人们对护理道德的最普遍的道德关系的概括和反映，是反映护理过程中人们相互之间关系中最本质、最重要、最普遍的道德关系的概念。如权利与义务、情感与良心、审慎与保密、荣誉与幸福等。护理道德范畴既是对护理道德原则和规范的补充，同时也受其制约，没有护理道德范畴，其原则和规范就不可能发挥作用，不能转化为护士的道德行为。

（一）护理道德之权利与义务

关于权利，一般有两层含义：①权利指法律上的权利，即公民或法人依法行使的权利和享受的利益；②权利指社会团体规定享受的利益和允许行使的权利。护理道德范畴中的权利主要是指护患双方在护理道德允许的范围内可以行使的权利和应享受的利益。义务是个人对社会，集体，他人应尽的责任，也是社会、集

体、他人对个人行为的要求，包括政治义务、法律义务、职业义务、道德义务等。所谓道德义务是指一定社会的道德原则和规范对人们的道德要求，也是人们对社会及他人所负的道德责任，这里主要指护士和患者应负的道德责任。

1. 患者的权利

患者的权利是指患者在住院期间应有的权利和必须保障的利益，通常包括以下方面：

（1）个人尊严被尊重的权利。患者在就医过程中，人格尊严应受到尊重，这是一项绝对的权利。

（2）平等享受医疗护理的权利。尊重患者的人格和权利。人类生存的权利是平等的，享受的医疗护理权利也是平等的。平等的医疗护理权就是指患者有权享有同样良好的医疗护理服务和基本的、合理的医疗卫生资源分配。

（3）知情同意的权利。知情同意权是患者权利的核心，是患者享有知晓自己病情和医护人员所要采取的诊治护理措施，并自主选择合适的诊治护理决策的权利。知情同意权包括知情权和同意权两个方面，单纯的知情或单纯的同意都不能称之为知情同意。知情权是指患者享有对疾病的认知权，有权知道医疗费用的实际开支情况；有权知道和复印病历中的检查、治疗和护理等信息。医护人员应当在不损害患者利益和不影响治疗和护理效果的前提下，尽可能及时提供患者的病情、医疗措施、医疗风险等信息。同意权是指患者及其家属有权接受、选择或拒绝某项治疗和护理方案及措施。知情同意权不只是为了争取患者的合作，增进护患关系、提高医疗和护理效果，还应体现在对患者的尊重，并有助于患者自主权的合理行使。

（4）要求保护隐私的权利。保护隐私权是指患者享有私人信息和私人生活受到法律保护，不被他人非法侵犯、知悉、搜集、利用和公开的一种人格权。受到保护的患者隐私，主要包括患者的病情资料、病例讨论、会诊、检查、治疗内容和记录以及为治疗疾病而告诉医护人员某些不愿意让他人观察和接触的身体部位、生理特征、心理活动和与公众无利害关系的"过失"行为等。医护人员的职业特点决定了他们可以知晓患者的隐私，但没有权利泄露患者的隐私。患者在接受治疗后，有权要求医护人员为其保密，医护人员也有为患者保守秘密的义务。患者的病历以及各项检查报告、资料不经本人同意不能随意公开或使用，不得随意将患者的隐私向外界泄露或扩散，否则就是侵害公民名誉权，将受到法律的制裁。

患者要求医护人员为其保守医疗秘密并不是绝对的，当患者的这一权利对他人或社会可能产生危害时，医护人员的干涉权或社会责任可以超越患者的这种权利要求。如患者患有传染病等情况，尽管患者要求为其保密，医护人员还是应该根据具体情况，通知家属或有关部门。

（5）因病免除一定社会责任和义务的权利。疾病或多或少会影响患者机体的正常生理功能，使患者承担社会责任能力有所减弱。因此，患者在获得医疗机构出具的合法诊疗证明后，有权依据病情的性质、程度、预后及功能影响情况，获得休息，调动工作岗位，暂时或长期免除服兵役等。在免除或减轻一定社会责任后的同时，还有权获得有关的各种福利。

（6）对服务的选择权、监督权。患者有比较和选择医疗机构、检查项目、治疗方案的权利。医护人员应力求较为全面细致地介绍治疗方案，帮助患者了解和做出正确的判断和选择。同时，患者从到医疗机构就医开始，有权对医疗机构的医疗、护理、管理、后勤、医德、医风等方面进行监督，即行使监督权。当患者的医疗护理权受到侵犯，生命受到威胁，而又被拒绝医疗护理时，患者有权提出疑问，寻求解释，提出批评并要求医护人员改正。医护人员不得拒绝患者的合理要求和批评，更不能打击报复。

（7）诉讼索偿权。诉讼索偿权是患者对医疗机构及其医护人员在医疗活动中，因违反医疗卫生法律、行政法规、部门规章和诊疗护理规范、常规，或因过失造成患者人身损害的事故、差错，而对患者正当权益产生侵犯时，享有向卫生行政部门和法律部门质疑和诉讼的权利，以及要求医方给予经济赔偿的权利。

2. 患者的义务

权利和义务是相对的，患者在享有正当权利的同时，也应负起应尽的义务，对自身健康和社会负责。

（1）保持和恢复健康的义务。人不可能不生病，但有些疾病与人们的生活方式、生活习惯和忽视自我保健有关。对自身健康不负责任，不仅是个人的一种损失，也会导致承担社会责任和义务的能力减弱，给社会和家庭带来负担。因此，除了医护人员有责任帮助患者恢复和保持健康，患者本人也有责任选择合理的生活方式，养成良好的生活习惯，保持和促进健康，减少疾病的发生。

（2）积极配合医疗护理的义务。患者患病是没有责任的，但在就医行为发生后，是否配合医疗护理是有责任的。因为个人的健康不是单纯的个人私事，而是与他人、与社会有密切关系的，如传染性疾病、遗传性疾病、精神病等，如不积极配合接受诊治或采取其他必要措施，就会给社会带来不良影响。因此，患者要如实提供病情和有关信息。这既是及时、正确的诊断和治疗的前提，也是防止疾病扩散、蔓延和影响下一代的基础。同时患者有责任和义务接受医疗护理，和医护人员合作，共同治疗疾病，恢复健康。患者在同意治疗方案后，要遵循医嘱，做到文明就医。

（3）自觉遵守医院规章制度和维护医院秩序的义务。医院是救死扶伤、治病救人、实行人道主义的具有特殊功能的公共场所，为了保障医院正常的诊疗秩序，保证患者的救治工作能够安全有序地正常运转，医院建立了严格的各项规章制度，包括就诊须知、入院须知、探视制度、卫生制度、陪护制度等。医院的各项规章制度是保证医院医疗秩序，提高医护质量的有力措施，患者及家属应该自觉遵守，保持医院的安静、清洁，保证正常的医疗活动和医院财产不被损坏是每个患者的义务。

（4）按国家规定缴纳医疗护理费用的义务。医疗卫生事业不是单纯的福利事业，医院也不是专门的慈善机构，在现阶段，医疗护理服务还是有偿的，医院按国家规定收取医疗费用来弥补成本消耗和部分服务消耗也是应该的。因此患者在就医前或就医中，应按国家规定缴纳医疗护理费用，这是患者应遵守的最起码的道德义务。但如果遇到危重患者需要急救时，本着人道主义精神，应该先救人后交费。

（5）支持医学和护理科研发展的义务。为了提高医学和护理科研水平，医护人员需要对一些疑难病、罕见病进行专题研究，以探索诊治的有效方法，需要患者的合作配合；随着医药科技的发展，新药新技术的实验和使用也都需要患者合作并提供信息；对生前未明确诊断的患者，医学需要进行尸体解剖研究时，死者的家属应给予支持；医学教育中医学生的临床实习，需要患者的信任和理解。发展医学和护理科学是造福于人类的公益事业，患者应积极给予支持。

3. 护士的权利

在护理活动中，护士既要重视与医护权利与义务有关的法律，也要重视与之相关的道德，将法律上的权利与义务转变成内心信念，自觉地去履行，以道德的方式表现出来。一般而言，法律权利本身也是道德权利，护士的权利可以包括以下方面：

（1）护理决策权。护理决策权是护士从事执业活动应当享有的基本权利。在注册的执业范围内，护士有权根据患者的情况进行必要的问诊、查体，选择适当的护理方案、预防措施、保健方法等帮助患者恢复健康；有权根据病情、疫情的需要进行疾病调查，采取预防措施并配合医生进行必要的医学处置等。这种为使患者早日康复而实施的护理权利是独立自主不受其他因素干扰的，患者及其家属可以提出不同意见或建议，但不能干预护士正常工作的权利，更不能采用行政命令或威胁手段迫使护士接受不合理要求。

（2）对特殊患者的干涉权。对特殊患者的干涉权指在特定情况下限制患者自主权以维护患者，他人与社会的根本利益。这是医护人员对患者权利进行限制的特殊权利。一般情况下，医护人员的诊治护理权应服从患者的自主权；但在特殊情况下，如当患者自主性与生命价值原则、有利原则、公正原则以及社会公益发生矛盾时，医护人员可以使用干涉权来限制患者的自主权。

（3）安全执业的权利。护士执业，有获得与其所从事的护理工作相适用的福利等医疗保健服务的权利。从事直接接触有毒有害物质、有感染传染病危险工作的护士，有依照有关法律、行政法规的规定接受职业健康监护的权利；患职业病的，有依照有关法律、行政法规的规定获得赔偿的权利。

（4）学习、培训的权利。护士有按照国家有关规定获得与本人业务能力和学术水平相应的专业技术职务职称的权利；有参加专业培训、从事学术研究和交流、参加行业协会和专业学术团体的权利。

（5）获得报酬和表彰、奖励的权利。护士执业，有按照国家有关规定获取工资报酬，享受福利待遇、参加社会保险的权利。任何单位或者个人不得克扣护士工资，降低或者取消护士福利等待遇。

（6）批评建议权。护士享有对所在机构的医疗、预防、保健工作和卫生行政部门的工作提出意见和建议，依法参与所在医疗机构的管理的权利。

（7）人格尊严和人身安全不受侵犯的权利。扰乱医疗秩序，阻碍护士依法开展执业活动，侮辱、威胁、殴打护士，或有其他侵犯护士合法权益行为的，由公安机关依照治安管理处罚的规定给予处罚；构成犯罪的，依法追究刑事责任。如果护士在正常执业过程遭到侮辱甚至殴打，有关肇事者将被追究刑事责任。这将使那些以各种理由来迁怒于护士的违法犯罪行为得到有效制止，使侵犯护士人格尊严和人身安全的违法犯罪者受到应有的处罚。

4.护士的义务

护士的义务表现在护士对社会、患者承担的责任，也包括社会和患者对护士在护理活动过程中各种行为的道德要求。护士为患者尽职尽责是最基本的道德义务。对患者的义务和对社会的义务是统一的，当两者相互矛盾时，护士要先立足于社会义务，其突出特点是不以获得某种私利为前提。

（1）治病救人、为患者解除病痛的义务。竭尽全力抢救患者，为患者治疗护理，减轻其痛苦，维护其健康，这是护士义不容辞的责任。为患者解除病痛包括躯体和心理两个方面，躯体上的病痛一般用药物治疗就可以解除或加以控制，但心理方面的则需要护士同情、理解和关心患者，尽最大努力做好心理疏导工作，方能有效。

（2）向患者解释说明的义务。护士有义务向患者说明病情、诊断、治疗、预后等有关情况，并做好解释说明工作。所以护士在为患者提供医疗护理活动中，应事先说明，使者及其家属了解病情以及治疗护理的有关情况，这不仅是为了争取患者的主动配合，更重要的是对患者知情同意等自主权的尊重。护士的解释应以患者能理解为前提，做到言语描述准确、通俗易懂。为了不使患者在了解真实情况后增加精神负担或造成精神伤害，解释说明可以有所保留。

（3）尊重和保护患者隐私的义务。在护理工作中，护士应该尊重和保护患者的隐私，尊重患者的生命、人格、尊严、个性、价值观、人生观及风俗习惯等。患者到医院就医，是对医护人员的信任，因此医护人员有义务保护患者的隐私。当保护患者的隐私与维护患者的生命、他人或社会利益发生矛盾时，应以患者的生命及大局利益为主。

护患双方作为社会角色，都是权利与义务的统一体，他们都具有一定的权利，也相应承担一定的社会义务和责任。护理作为一种社会职业，必须具有一定的权利才能保证护理职责的实现。同时，护士也只有履行了自己的义务，患者享有的平等治疗、护理等权利才得以实现。患者在享有权利的同时，也必须承担一定的义务，才能保证护理工作的正常进行。

（二）护理道德之情感与良心

1.护理道德之情感

道德情感是在一定的社会条件下，人们根据道德原则和规范去感知、评价个人和他人行为时的态度体验，是人生观与道德理想相结合而形成的一种对现实道德关系爱憎的情绪体验。护理道德情感指护士对患者、对他人、对集体、对社会所持态度的内心体验，是建立在对人的生命价值、人格和权利尊重的基础上，表现在对患者、对护理事业的真挚热爱，是一种高尚的情感，这种情感具有特殊性、理智性和纯洁性的特点。

（1）护理道德情感的特点。护理道德情感的特殊性表现在热爱患者、热爱生命，关心患者疾苦，千方百计抢救患者，悉心照料和护理患者。通常从事不同工作的人，对情感体验的对象是不同的，我们平常欣赏音乐，观赏风景时会给我们带来美的感受的。当别人带来利益、方便、好处时，通常会产生感激之情，这是一般的情感。但对护士而言，护理道德情感的体验对象是患者，每天她们面对各种各样的患者，患者的表现不会给护士带来美的感受。在一般人看来，这很可能会使人产生厌恶、烦恼或恐惧的情感，但是护理职业道德要求护士在治疗护理患者的过程中，必须培养自己关心和同情患者痛苦的情感。

护理道德情感的理智性，主要表现在坚持原则和理智支配自己的情感。医学的服务对象是人，尽管要求护士必须具有热爱和关心患者的情感，但又不能完全"感情用事"，护理道德情感必须是合情又合理，何时用情、何时不用情必须受制于护理科学的规律，任何时候都不能感情用事，要坚持治疗原则。这是一种典型的深层次的道德情感。如当某种治疗措施可能给患者带来暂时性的痛苦（如化疗放疗的反应）遭到患者的反对，但这种治疗手段又确实是患者恢复身体健康所必需的，作为护士就应该坚持原则。当受到患者及家属误解而遭漫骂时需冷静，要靠理智支配自己的情感，不能像生活中那样自由流露，不能感情用事，要坚持治疗原则，继续为患者服务。

（2）护理道德情感的内容。

第一，同情感。同情感是每个护士应具有的最起码的情感。护士的同情感主要表现在对患者的身心受到病魔和精神的折磨能够理解、同情、关心及给予道义上的帮助，并在自己感情上产生共鸣，能急患者所急、痛患者所痛，甚至不惜献出自己一切的伟大情怀。这是促使护士为患者服务的原始动力。所以，护士在自己的工作中，应以诚恳之心待人，善待患者、善待同事，宽容忍让，谦逊诚实，要以高度的同情心给陌生的患者送去微笑，给忧愁的患者送去安慰和鼓励，给痛苦的患者送去帮助和温暖，给危重的患者送去信心和力量。

第二，责任感。责任感指护士把挽救患者的生命，把为患者的身心健康服务作为自己崇高而神圣的职责。责任感可以弥补同情感的不足，使护士的行为具有稳定性，并能真正履行对患者的道德责任，这种情感是同情心的升华，是高层次的情感。护理道德情感表现出对护理工作、对患者、对社会高度负责的精神和在工作中认真负责、一丝不苟、严谨细致、慎独自律；不计个人得失，能为患者的利益承担风险，始终把挽救患者的生命看成自己崇高的职责，真正实现全心全意为人民健康服务的道德。

第三，事业感。事业感是责任感的升华，即把本职工作与发展护理事业紧密地联系起来，把护理事业看得高于一切，并作为自己执着的终生追求，这是护士最高层次的道德情感。护理事业是一项平凡而崇高的事业，基于这种认识，许多护理专家和护士为了推动护理事业的发展，不断探索、不断追求，为了解决一个个难题，反复实践，不辞劳苦，把自己的兴趣、爱好、理想、追求全部凝结在救死扶伤的崇高事业上，并为之奋斗终生。

（3）护理道德情感的作用。

第一，强化对护理工作的高度责任感和有利于患者早日康复。对患者的同情感和责任感，可以促进护士以良好的状态努力做好护理工作，把患者的健康利益看得高于一切、重于一切，把治病救人看作至高无上的神圣职责，任何情况都能一心赴救，不容有任何的疏忽和懈怠。护士的同情感和责任感，促使护士关怀、体贴患者，使患者产生良好的心理效应，消除不良心境和疾病带来的焦虑、恐惧、悲观等情绪，有利于患者早日康复。

第二，有利于护士自身素质的提高和促进护理事业的发展。强烈的事业感能激励护士为护理事业的发展，为自身政治、道德、科学文化和心身素质的提高而发愤图强、刻苦学习、勤奋工作。同时，能促使护士勇于探索，不计较个人得失，为护理事业的发展做出更大贡献。

2. 护理道德之良心

护士的职业良心是指护士在履行对患者、对集体和对社会的义务的过程中，对自己行为应负道德责任的自觉认识和自我评价能力，它是护理道德原则与规范在个人意识中形成的稳定信念和意志，它比个人良心具有更加具体明确的内容，要求护士在任何情况下都不做有损患者健康的事。

良心要求护士热爱本职工作，忠于患者、忠于人民健康利益、忠于护理事业、忠于社会，具有为事业献身和为社会服务的精神。因此，无论有无领导和别人的监督，护士都应以护理道德原则和规范为依据和出发点，自觉抵制社会上的不正之风，在任何情况下都不做有损人民健康的事，以满腔热情和高度负责的精神，全心全意地为患者服务，维护白衣天使的纯洁美好形象。护理活动中良心的作用如下：

（1）行为之前的选择作用，先是行为动机的自我检查，肯定正确、否定错误，良心不允许自己的行为违背自己所接受的道德观念。在护理活动中，护士在做出某种行为之前，根据护理道德的要求，在良心的支配下，产生一种发自内心的要求，对行为动机进行自我检查、认真思考，从而做出正确的行为选择，凭借职业良心，再苦再累，也应尽职尽责去做，这样才能感受到良心上的满足和喜悦。

（2）行为之中的监督作用，行为之中的监督作用指行为过程的调节和控制，支持、鼓励符合护德的行为，制止、克服违背护理道德的行为。良心在护士的工作过程中，无时无刻不在监督着护士的举止行为，对符合护理道德要求的情感、信念和行为给予支持、肯定；反之，在护理活动中，当护士产生不正常的情感、欲念时，无论有无监督，行为主体可通过"良心发现"及时解决问题，进而调整自己的行为，改变行为方向，自觉地保持高尚的护理道德，选择对社会和患者应尽义务负责任的行为，避免不良行为的发生。

（3）行为之后的评价作用，良心能够促使护士自觉地对自己的行为后果做出评价。当护士的行为给患者带来健康和幸福时，内心就会感到愉快和安慰，引起精神上的喜悦与满足。反之，当行为后果给患者带来不幸和痛苦时，就会受到良心的谴责而内疚、惭愧和悔恨。

（三）护理道德之审慎与保密

1. 护理道德之审慎

审慎是由护理职业的特点决定的，保密是审慎的一种特殊要求。审，即详细、周密；慎，即小心、谨慎。审慎，即周密而谨慎的意思。这里指护士在行为之前的周密思考与行为之中的小心谨慎、细心操作，包括言语审慎和行为审慎。审慎是一种道德作风，既是护士内心信念和良心的外在表现，也是护士对患者和社会的义务感、责任感的总体表现，是对患者高度负责的精神和严谨的科学作风的有机结合，是每一个护士必备的基本素质。

（1）护理中审慎的内容。审慎要求护士工作认真负责、一丝不苟、严查细对，保证护理质量。护理工作稍有不慎，就会造成不可挽回的损失。例如查对制度，虽然每天要做重复的工作，仍要一丝不苟地进行，由此可见审慎在护理工作中的重要意义。行为审慎，指护士在护理实践的各个环节要自觉做到认真负责、行为谨慎和一丝不苟。在工作中，聚精会神，严格无菌操作，即便在无人监督的情况下，也要严格遵守规章制度和操作规程，以确保患者的安全和治疗效果。

此外，言语也需要审慎。一个人生病后其身心状态、生活方式和社会适应能力等都会发生改变，常常对医护人员的言语特别敏感。在护理实践中，礼貌、温馨等保护性用语，可以使患者心情愉快，有助于配合护理治疗而早日康复。因此，护士在与患者交谈时，要使用尊重患者人格的言语，注意言语的科学性、严谨性，避免因言语不慎而导致医源性疾病。

（2）护理中审慎的作用。审慎有助于护士养成一丝不苟的良好工作作风，有助于防止护理差错和护理事故的发生，有助于护士不断提高道德水平，逐步达到"慎独"境界，真正做到全心全意为人民的健康服务。

护士的工作作风直接影响着护理质量的高低，也反映着护士的整体素质。在护理实践中做到谨慎、周密处理问题，及时发现和处理患者的病情变化等，都与护士的业务知识和技术水平有密切关系。业务知识贫乏、技术水平低下的护士是难以达到审慎要求的。因此，护士要在审慎的自律过程中加强自身道德修养，以高度负责的精神对待患者，不断钻研业务知识，提高技术水平，改善自己的工作作风，避免因疏忽大意、敷衍塞责而酿成的护理差错事故，提高护理质量，保证患者的生命安全。

2. 护理道德之保密

保密包括替患者保密，向患者保密和保守医护人员的秘密，这是维护患者尊严和利益的重要措施，也是提高医疗护理质量的重要保证和密切护患关系的重要途径。护士忠实地履行保密义务，有利于家庭和谐、社会稳定，避免因泄密给患者带来危害及发生护患纠纷。

（四）护理道德之荣誉与幸福

1. 护理道德之荣誉

护理道德荣誉是指护士履行了自己的职业义务以后，获得他人、集体或社会上的认可、赞誉和褒奖。作为护理道德范畴的荣誉，是对护理道德行为的社会价值所做出的客观评价和主观评价意向。客观评价的形式主要是社会舆论；主观评价意向是个人内心的一种感受，一种个人的自我意识，即良心中所包含的知耻、自尊和自爱。护士的荣誉就是以患者健康利益为基础，在为患者身心健康而贡献个人的全部智慧和精力中，得到社会的认可、赞誉和褒奖及个人良心的慰藉。护士应在社会主义护理道德原则和规范的指导下，树立正确的荣誉观。

（1）护士的荣誉观应该建立在全心全意为人民健康服务的基础之上。护士工作的最终目的是患者的生命健康，荣誉本身不是目的，只是对辛勤工作和做出贡献的一种褒奖。只有热爱护理事业，关心体贴患者，保证护理质量，全心全意为人民的健康服务，并在自己的岗位上做出贡献，得到社会的褒奖，才是真正的荣誉，才会得到良心上的满足和自我意识上的安慰。

（2）护士的荣誉观应该是个人荣誉与集体荣誉的统一。护士的个人荣誉同集体荣誉是分不开的，个人荣誉中包含着集体的智慧和力量。同样，集体荣誉也是众多护士团结协作和努力奋斗取得的，它离不开每个护士的辛勤工作所做出的贡献。因此，在个人荣誉与集体荣誉中，既要强调集体荣誉的重要性，也要积极鼓励和支持每个人发挥最大潜力为集体和社会做贡献，并根据贡献大小给予每个人应得的荣誉。总而言之，在荣誉面前，我们应该以大局为重，相互谦让、相互学习，当集体荣誉和个人荣誉发生冲突时，个人荣誉要服从集体荣誉。

（3）护士在荣誉面前应保持清醒头脑，谦虚谨慎，戒骄戒躁。荣誉只是过去工作的印记，是集体或社会给予的过去工作价值的肯定，并不代表护士未来的荣誉，荣誉的获得在于贡献，而不是索取。因此，获得荣誉的护士要保持谦逊的态度，谦虚谨慎、戒骄戒躁，继续努力，才能保持荣誉。

2. 护理道德之幸福

人们获得了荣誉之后往往有一种幸福感，幸福是同人生目的、意义以及现实生活和理想联系最密切的道德现象，是与荣誉相联系的较高层次的道德范畴。幸福是人们在物质生活和精神生活中，由于感受和理解到理想、目标的实现而在精神上得到的满足。护士的幸福，是以自己的辛勤劳动实现从事护理事业的人生价值而感受到的精神上的满足。为了幸福，人类不断探索、追求、奋斗和拼搏。要想获得真正的幸福，必须树立正确的幸福观。

（1）将物质生活幸福和精神生活幸福统一起来。护士对幸福的追求，既包含着物质生活条件的改善与提高，也包含着精神生活的充实，只有用高尚的精神生活去指导和支配物质生活，才能真正感到生活的意义和快乐。护士在繁忙、琐碎、平凡的为患者服务中获得应有的物质报偿，同时也从患者的康复中获得精神上的满足，以实现护理工作的价值，从而感受到幸福和快乐。幸福就是物质生活与精神生活的统一。

（2）将个人幸福和集体幸福统一起来。社会生活是互相联系的整体，个人离不开社会，个人幸福是集体幸福的体现，集体幸福是个人幸福的基础。离开集体幸福，护士个人的幸福是无法实现的。所以，在强调集体幸福高于个人幸福的前提下，护理管理者应关心和维护护士的利益和幸福，积极创造条件，保障护士能自由充分发挥自己的才能和智慧，实现个人幸福，达到个人幸福和集体幸福的统一。

（3）将创造幸福和享受幸福统一起来。劳动和创造是幸福的源泉，护士只有在为患者的服务之中，通过辛勤劳动，精心护理，使患者恢复健康，得到社会的肯定，才能获得物质上的利益和精神上的享受，贡献越大获得越多。这种创造幸福和享受幸福的统一，催人奋进，在不断进取中完成新的创造，再体验新的幸福。因此，创造中的人永远幸福，幸福就是创造与享受的统一。

护士要树立正确的幸福观与价值观，自觉履行护理道德义务。幸福包含着苦与乐的统一，没有苦就没有乐，没有辛勤的耕耘，就难以体会收获的快乐。护士树立了正确的幸福观与价值观，理解了苦与乐的辩证关系，无论工作多么辛苦，当看到通过自己的辛勤劳动使患者转危为安的时候，就能感受到自身的价值和工作的意义，从而更加热爱护理事业，更加努力地工作。护士树立正确的幸福观，就能将个人的幸福建立在崇高的救死扶伤、防病治病的平凡而伟大的职业目标和理想追求上，就会正确处理个人幸福与集体幸福的关系，从而自觉地履行护理道德义务，从患者及家属的欢乐和社会的评价中获得幸福。

第三节　护理道德教育的提升

道德教育是为使人们践行某种道德义务，而对其有组织、有计划地施加系统的道德影响，这是社会道德活动的一种重要形式。护理道德教育就是有组织、有计划地对护士进行社会主义护理道德原则、规范、范畴及护理伦理学的基本理论的教育，使他们乐于接受并正确指导临床实践，本质上是一个由知转化为行的过程。深入研究护理道德教育问题，探索护理道德教育的规律、途径和方法，有利于对护士进行护理道德教育，使社会主义护理道德的原则和规范真正成为护士的道德品质。

护理道德教育的内容十分丰富，主要包括世界观、人生观和价值观教育；敬业与奉献精神教育；护理道德原则、规范、范畴教育等。进行护理道德教育贵在培养和造就护士的道德品质，提高护士对护理道德的认识，培养高尚的护理道德情操，树立坚定的护理道德信念，锻炼坚强的护理道德意志，养成良好的护理道德行为习惯，使护士更加自觉地履行自己的职责和义务，更好地为人民的健康服务。因此，加强护理道德教育对培养护士正确的世界观、人生观、价值观和道德观及全心全意为患者服务的优秀品质具有十分重要的意义。

一、护理道德教育的提升要素

人的道德品质是由道德认识、道德情感、道德意志、道德信念和道德行为习惯五种要素综合起来的有机整体，这个有机整体的各种要素的形成，是相互联系、相互依赖、逐步加深的发展过程。

（一）提升护理道德认识

提高护理道德认识是护理道德教育的首要环节，是形成护理道德行为的基础。道德品质的形成就是从道德认识开始的，认识是行为的先导，没有正确的认识，就难以形成良好的道德行为习惯。进行护理道德教育就是要通过各种方式和手段使护士学习和掌握护理道德基本原则、规范和范畴等道德知识，提高护理道德认识。无论是长期工作在临床护理一线的护士，还是在校学习的护生，大多数情况下，对专业知识和技能的学习都非常重视，而对护理道德的学习却不够重视，以致少数护士护理道德观念淡薄，出现护理行为不符合护理道德要求的现象。因此，加强护理道德教育，提高护理道德水平，增强护士自觉履行全心全意为人民健康服务的护理道德义务就显得尤为重要。

（二）培养护理道德情感

培养护理道德情感是护理道德教育的一个重要环节。道德情感来源于人们对社会道德关系的认识，但是有了这种道德认识，并不一定会有相应的道德情感。同样，护士对护理道德规范有了认识，但不一定就能按照护理道德的原则和规范来决定行为，这就需要加强护理道德情感的培养。护理道德情感是护士人生观与道德理想相结合而形成的一种对现实道德关系爱憎的情绪体验，是护士在护理道德活动中对护理道德关系和护理道德行为的内心感受及其态度的体验，是护士对护理事业及患者产生的真诚热爱，是形成良好护理道德行为的精神支柱。要使护士产生这种情感，必须通过护理道德教育提高护理道德认识，在此基础上逐步培养护士对患者的同情感、护理活动的责任感、对发展护理工作的事业感等护理道德情感。护士有了这种情感，就能通过内心情绪体验对道德行为起着迅速而持久的作用，并成为护理道德行为的深厚的内在动力。

（三）锻炼护理道德意志

意志是指人有意识、有目的、有计划地调节和支配自己行为的心理过程。道德意志就是指克服困难、障碍，实施其道德动机的心理过程。护理道德意志是护士选择道德行为的决断能力和履行护理道德义务中自觉克服困难和障碍的毅力，是通过生活、学习和护理实践逐步形成的。坚强的道德意志是达到较高的道德水平的重要条件，也是具有一定的道德品质的重要方面。一个道德意志坚强的护士，能够把自己的道德观念、道德理想付诸道德行为，即使受到困难和挫折也不退缩动摇。通过护理道德教育，使护士对社会主义护理道德有正确的认识，并产生情感，乐于践行、锲而不舍，自觉抵制不良行为的诱惑，从而形成坚强的护理道德意志，这是护理道德认识、护理道德情感转化为护理道德行为的关键环节。

（四）树立护理道德信念

信念是认知、情感和意志的有机统一体，是人们在一定的认识基础上确立的对某种思想或事物坚信不疑并身体力行的心理态度和精神状态，即对某种理想目标坚信不疑，坚定不动摇。护理道德信念是指护士对护理道德理想、目标的坚定不移的信仰和追求，它以科学认识为前提，是深刻的护理道德认识，强烈的护理道德情感和顽强的护理道德意志，在护理实践基础上的有机统一，是推动护士产生护理行为的动力，是促使护理道德认识转化为护理道德行为的中心环节。护理道德信念使护理道德行为具有坚定性、稳定性和持久性。护士一旦牢固树立了坚强的护理道德信念，就能自觉地、坚定不移地依照自己确定的信念来选择自己的护理行为，并能据此评价自己和他人的护理行为的善恶是非。

（五）养成护理道德行为与习惯

护理道德行为和习惯是指护士在一定的护理道德认识、情感、意志、信念的支配下形成的一种经常性的、持续的、自然而然的行为和活动习惯，是建立在高度自觉基础上的自然而然的"条件反射"，不是时时事事依靠督促，或者经过深思熟虑才付诸行动的行为。护理道德教育通过提高护理道德认识、培养护理道德情感、锻炼护理道德意志、树立护理道德信念，最终目的就是使护士将护理道德要求转化为稳定的护理道德行为。所以，护理道德行为和习惯，既是护理道德教育的出发点和归宿，也是衡量护士道德水平高低的重要标志。

护理道德教育本质上是一个由认知转化为行为的过程。这一本质决定了护理道德教育具有实践性、长期性、多样性的特点。在护理道德教育过程中，护理道德认识是基础，护理道德情感和意志是两个重要的内在条件，护理道德信念是核心，护理道德行为和习惯是结果。各个基本环节在护理道德实践的基础上相互联系、相互影响、相互制约，达到有机的统一，形成护理道德品质[①]。

二、护理道德教育的提升方法

与护理道德教育的过程相适应，在进行护理道德教育时，要体现"以理服人、以情动人、以行感人、以境育人"的教育原则，就必须晓之以理、动之以情、炼之以信、导之以行、持之以恒，这样才能有利于护理道德品质的形成和提高。在护理道德教育过程中，应根据护理道德教育的"知、情、意、信、行"的统一结合护理道德教育的长期性、渐进性、一致性和内省性等特点及受教育者的实际情况，采用灵活多样的途径和方法。

（一）说服教育法

说服教育法即开展丰富多彩、生动活泼、富有教育意义的道德教育活动，利用集体的力量进行说服教育的方法，这是一种不可忽视的重要方法。护理道德教育要善于依靠集体的力量，在集体中进行，形式可以多样，如道德哲学的讨论、精神文明创建活动、参观访问、社会调查、小型多样的联欢会等，在这些活动中都可以贯穿丰富的护理道德教育内容，尽可能发挥护生所在班级、学校内部各成员之间的相互影响。一方面，这些活动可以陶冶护生的护理道德情感，增强护理道德信念，培养高尚的道德品质；另一方面，还可以建立起护生间彼此信任、相

① 高莉萍．护理伦理与法规（第 2 版）[M]．上海：第二军医大学出版社，2015：127-129.

互尊重、相互学习、相互监督、相互效仿的良好环境，促进彼此间护理道德水平的提高。

除此之外，还可进行文学艺术的陶冶活动，或开展检查、评比、批评和自我批评等道德教育的方法。无论采取怎样的方法进行道德教育，都应体现出"以理服人、以情动人、以行感人、以境育人"的教育原则。只要坚持循循善诱，创造出与高尚风尚相适应的环境、情景，并以强烈的感召力去影响和教育，护理道德教育就会取得可喜的成果。

（二）言传身教法

言传身教法是指教育者通过语言和自己的行为向受教育的护生传授护理道德规范等护理伦理学知识及其实际运用的护理道德教育方法。护士不可能自发产生护理道德，形成护理道德品质。因此，护理道德教育的重要方法就是：一方面向受教育者传授护理道德知识，把护理道德的理论、原则和规范等知识讲解清楚，帮助他们正确理解和掌握这些道德知识，形成内在的护理道德意识；另一方面在传授护理专业知识的过程中，融入伦理学的内容和行为，要求学生做到的，教师自己应该先做到，并要始终如一地做好。因为教师的一言一行无时无刻不在影响着学生，身教重于言教。教师要以身作则，将传授护理道德知识和护理实践锻炼相结合，引导学生躬行实践，在护理实践中进行锻炼和体验，以加深对护理道德的理解和掌握，做到理论与实践、知和行的统一。只有时时处处做学生的表率，才能在潜移默化中培养学生把护理道德的原则和规范变成自己内在的道德观念，养成道德行为习惯，形成高尚的护理道德品质。

（三）榜样引导法

榜样的力量是无穷的，良好的榜样能给人以生动、具体、形象的教育，具有很强的说服力。在护理道德教育中，榜样的示范作用是很重要的。榜样的引导既包括先进典范的榜样引导，也包括教育者本身的榜样示范（言传身教法）。模仿是人的天性，每一个人总是自觉或不自觉地以一些人为榜样并去模仿他们。在我国，护士在本质上是向上的，是仰慕、追求并努力践行高尚道德情操的。先进人物的典型事例体现出崇高的道德品质，具有很强的感染力和吸引力，是激励人们奋发向上、积极进取的重要力量。善于发现和利用这些先进典型，进行榜样引导，鼓励护理工作者学先进、赶先进，积极向上、扬善抑恶，乃是护理道德教育的重要方法之一。

第四章　医德教育与护理教学的融合

医德教育是医学院校人文素养教育的重要环节。在护理教学中，教师在讲授护理学知识点的同时，融入医德教育，将有助于提高学生医德修养水平。本章重点阐释医护人员的医德修养、护理教学中的职业道德教育、医德教育与儿科护理教学的融合。

第一节　医护人员的医德修养探析

医德修养是医务人员一项重要的医德实践活动，是医务人员通过自我教育、自我磨炼，把社会医德规范转化为个人医德品质的过程。随着医学科学的迅速发展和医药卫生体制改革的不断深化，医务人员医德素质提升已成为一项刻不容缓的重要任务。

医德修养是指医学工作者在为实现一定的医学理想，在医德意识和医德行为方面所进行的自我修炼、自我改变、自我提高的行为活动以及经过这种努力所形成的相应的医学情操和所达到的医德境界。医德修养的目的就是要通过对医德原则规范的认识和实践，使医务人员形成稳定的区别善良与丑恶、光荣与耻辱、高尚与卑微、诚实与虚伪等方面的内心信念，以此来调节个人的行为，使其符合医德规范的要求，并在有人监督和无人监督的情况下，都能自觉地按一定的原则行事。医德修养包括医德认识的提高、医德情操的培养、医德信念的养成、医德意志的锻炼、医德行为的训练、医德习惯的养成等方面，是一个长期、复杂、艰巨的过程。

一、医德修养的实质

医德修养是医德规范要求得以顺利实现的重要基础，是磨炼品行的自我熔炉，是道德教育的内在课堂，是道德的社会作用得以发挥的重要杠杆。因此，医德修养作为一种重要的医德实践活动，其实质就是在医疗卫生领域中存在的两种或多种不同医德意识的冲突中，调节冲突和解决矛盾，使低层次的医德境界向高层次发展，全面提高医务人员自身医德素质。

（一）医德修养的价值观

医德修养的价值，就是医务人员为谋求最大限度地满足人们和社会的健康利益需要的一种道德关系属性。由于职业的特点，医务人员的医德品质，直接关系到患者的生命安危。一个有医德修养的医务人员，不仅要对患者负责，而且要对整个社会负责，这就要求医务人员必须牢固地树立医德修养的价值观。在医学实践中，人们常会遇到社会利益与个人利益的矛盾，社会发展与医学进步的矛盾，眼前利益与长远利益的矛盾等，这些矛盾的形成和处理都必须用医德修养的价值观来衡量、判断和选择。医务人员应把对患者的负责同对社会的负责统一起来，把二者作为从事医学工作的最高使命，并学会使用价值分析方法解决矛盾冲突。换言之，医务人员必须以义务论为前提，把义务、公益和价值观统一起来，妥善解决当代医学及其发展中的道德问题，为医学事业的发展和人类健康，推动社会主义物质文明和精神文明建设等方面提供可靠保障。

（二）医德修养的自律观

所谓自律，就是主动地、自觉地自己约束自己，自律和他律是进行医德修养的两种基本手段。自律是他律的内在基础，他律是自律的外部条件和引导机制。他律主张人的行为道德与否不是行为的结果，而是行为本身或行为依据的原则，即行为动机正确与否。凡行为本身是正确的，或行为依据的原则是正确的，不论结果如何都是道德的。他律可以促进和推动自律，而普遍的自律则又会形成有力的他律氛围，由此形成医德修养的良性循环。医德修养从根本上而言还得靠自律，内因是根本，外因是条件，外因要通过内因起作用。医德修养作为一种自觉的行为和过程，离不开自律。医务人员要加强医德修养，提高医德品质，必须自觉进行自律观的培养。

（三）医德修养的他律观

他律，就是被动地靠他人来约束自己。医德修养的他律观，其主要理念是医务人员在行为选择中，其医德观念和行为动机等环节受制于社会所制定推行的医德规律及其赏罚机制的决定或影响，它解决的是医务人员行为选择中的外在规范、约定和导向，即医务人员接受社会为自己确立的医德法规，并遵循这些医德法规行事。

在医德修养上，他律的作用是不可忽视的。医德他律主要表现为医德教育、医德评价、医德监督等方面。树立医德修养的他律观，就是积极参加医德教育、医德评价、医德监督，从而促使自己从客观他律走向主观他律直至达到自律。医德教育是医德他律的起点，因而也是医务人员全面养成医德素质的起点。医务人员并非生而知之，只能在参与、接受医德教育的过程中习得这些素质。评价是道德他律机制的核心。积极正确地参与医德评价，不仅仅是为了在评价别人时能够做到准确无误，更重要的是为了以他人为鉴，铸造自己的医德素质。医务人员参与医德监督机制的建设，应做到两个方面：一是学习做被监督者，学习适应被监督；二是学习做监督者，学会自我监督，学习监督同事，积极参与医德监督机制建设，使医德环境得到优化。

（四）医德修养的实践观

医疗实践是医德修养的根本途径，也是医德修养最重要、最根本的方法。医德具有知行统一的特点，而这种统一只能在医疗实践中才能实现。离开了实践这一根本途径，任何道德修养方法都不可能培养出优秀的道德品质和高尚的道德人格。

医疗实践是检验医德修养水平高低的唯一标准。判断一个医务人员的医德品质，并不只是看他能背多少医德规范或条文，而是看他的实践，通过分析他在医疗工作中的服务质量、服务态度而做出科学的分析和判断。作为一名医务人员，只有身体力行，把自己掌握的医德基本原则和规范运用到医疗实践中去指导自己的言行，并且用实践的结果对照检查自己对这些原则和规范理解和实行的情况，才能准确地认识自己在医德修养上所下的功夫和达到的水平；才能准确地发现自己的差距，从而去纠正不符合现时医德要求的思想和行为，推动医德修养的不断深化。

二、医德修养的重要意义

（一）加强医德修养有利于培养高尚医德

高尚医德的养成不仅需要外在的教育，更需要加强内在的修养，外在的教育成果最终要靠内在的修养起作用。加强医德修养就是要培养高尚医德。加强医德修养，有利于培养医务人员自觉遵循医德原则，自觉遵守医德规范；有利于培养医务人员的同情心、爱心、责任心。通过医德修养培养自身的高尚品质，在医疗活动中自觉养成对患者认真负责，细心检查，精心治疗；遇到问题认真钻研，全心全意为患者服务，爱岗敬业、乐于奉献的品质，不断提高医德境界[①]。

（二）加强医德修养有利于树立正确人生观

医德修养是道德品质修养的组成部分，是医务人员经过学习和陶冶，对医德理论的理解、积累和医学道德的觉悟程度。医务人员通过不断加强自身医德修养，把个人的前途同祖国的医疗事业结合起来，以患者利益至上，以解除患者痛苦为快乐；以承担医疗工作重任、严谨求实、科研创新为光荣；以爱岗敬业、无私奉献、医疗事业成功为幸福，努力成为一个有益于社会、有益于人民的高尚的人。医务人员只有逐渐树立了正确的人生观，才能树立正确的医学价值观，才能增强社会责任感，形成高尚的医德意识，才能身体力行地遵循职业道德，承担医德义务和医德责任。

（三）加强医德修养有利于医务人员自律

加强医德修养有利于提高医务人员的自律性，这对于从事医疗卫生服务领域工作的人而言极其重要。由于医务人员与患者之间存在着医疗信息不对等的现象，在医疗服务工作中更需要医务人员的良心发挥作用，自觉遵守道德规范、严格自律。许多优秀的医务人员之所以能够急患者之所急、想患者之所想、帮患者之所需，待患者如亲人，为了抢救患者，不分白天黑夜，全力以赴，连续工作，舍己为人，关键在于他们具有高度自律性品格。这种高度自律性品格，使医务人员不但能够始终按照已经形成的医德信念支配行动，把义务约束转化为行为自觉，而且能够运用自律力克服医疗实践中的各种困难，约束可能发生的失言和不良行为，从而使自己的医疗行为时刻能有利于患者与社会，表现出高尚的医德境界。

（四）加强医德修养有利于医务人员成才

良好的医德修养不仅是发挥医学人才自身主观能动性的动力，也是使医学人才的知识和智能结构达到最佳状态的动力。医务人员在医疗实践过程中要做到优质服务，不仅要凭借扎实的专业知识、专业技能，还要注重服务态度、待人处世的方式方法等问题。这些问题表现在爱心、耐心、责任心等诸多方面，是医务人

---

① 张焜．医学人文视角下的医德建设 [M]．天津：天津科学技术出版社，2018：132–162.

员综合素质的表现，也是职业道德水平的外在体现。凡古今中外医学大家无不具有高尚医德，因此，医务人员不仅要学习专业知识、专业技能，更要培养良好医德、学习医德修养知识、掌握医德修养方法，打好医德修养基础。随着社会发展以及医学模式的发展演变，要养成自觉修养的良好素质，不断学习、经常内省、与时俱进，为满足患者不断增加的需要而提高和完善自己，才能成为一名合格的医务人员。

三、医德修养提高的途径

医德修养的过程，实际上是个体医德品质形成和完善的过程，是一个不断认识、不断实践的复杂过程，它不仅需要正确的世界观和人生观做指导，还必须与防病治病、维护人民健康的医学实践相联系，与具体的医德行为实践相联系，才能不断地提高自己的医德境界。

医务人员为了达到提高医德品质的目的，在医德修养方面，必须遵循正确的途径。医务人员之所以强调进行医德修养，要具备良好的医德品质，归根到底是为了在医疗实践中更好地为患者服务、为医学的发展和社会进步做贡献。

（一）提高思想认识，树立医德信念

医德信念是医务人员在已经形成的医德认识、医德情感、医德意识的基础上，内心逐步养成的一种实践医德义务的真诚信仰和执着追求。在医务人员的医德品质中，医德信念始终居于核心地位。医德信念具有坚定性、持久性、自律性等特征。良好的医德医风，源于坚实的医德信念。只有通过提高医德认识，培养医德情感，形成坚定的医德信念，才能具有明确的价值取向、自觉的行为和持续的自制力，才能养成严谨自律的工作作风，自觉遵循医德原则和规范，积极主动为患者做好每一件事，以强烈的责任心和使命感捍卫自己的信仰和事业，才能最终达到提高医德修养的目的。

医务人员在医德实践中需要提高医德认识，在实践中通过持久磨炼形成坚定的医德信念。这些医德信念可以在相当长的时间内影响和支配医务人员的医德行为，引领着医务人员以崇高的医德品格、高度的工作热情，全心全意为人民服务、无条件履行医德义务、不断提高医德境界。

（二）塑造高尚情操，培育"医者仁心"

情操的特点有复杂性、理智性、沉静性、高尚性、持续性。道德情操是指当

人们根据一定的道德标准来评价自己和别人的思想、言论和行为时所产生的积极的情感体验。医务人员在医德实践中应确立积极的道德情操，从实际出发激发自我动力，科学估价自己的条件和潜能，为提高医德修养而奋斗。

（三）养成良好习惯，重视行为实践

良好的医德行为和习惯是医德修养的目的，也是衡量医务人员医德水平的客观标志。医务人员只有形成规范的行为和良好的习惯，才能够真正实现以德治医。良好习惯的养成要依靠医务人员的高度自觉性以及法规、传统习惯及习俗等的他律。相对于其他行业而言，医疗卫生行业作为一个涉及广大人民群众的健康和生命安危的，需要特殊专业技术的服务行业，从诊断到治疗，从用药到手术，从医疗到护理，从科室管理到医院管理，都有着严密科学的规章制度，如医疗工作核心制度、会诊制度、医德医风考评制度、医患关系工作制度等，这些都是很好的他律形式，有着浓厚的行业他律条件氛围。医务人员要充分利用这些形式，自觉接受监督，养成良好的行为习惯，才能使自己在医德修养上不断进步。

医德修养的根本途径在于医学实践，即在实践中训练。这是因为，医学实践是医德修养的前提和基础。医务人员只有在医学实践中，才能表现出医德活动，才能磨炼出医德意志，才能培养出医德情感，才能树立起医德信念，才能养成良好的医德医风；也只有在医学实践中，医务人员才能深刻认识和理解各种医德关系，才能暴露自己的思想矛盾，才能认识到自己的行为是符合还是违背医德的要求，才能把学习得来的东西真正地转化成自己的高尚的医德品质。医学实践又是医德修养的目的和归宿。医德修养本身只是一种手段，其目的是培育医务人员的高尚的医德品质，提高医务人员的医德境界，以便更好地进行医学实践。离开了这个目的，为修养而进行修养，是毫无意义的。

第二节　护理教学中的职业道德教育

职业是人们在社会生活中对社会所承担的一定职责和所从事的专门业务，是以社会分工和劳动分工为纽带的社会形式和社会关系。职业不是从来就有的，是由社会分工和生产内部的劳动分工形成的社会活动。职业也不是永远不变的，它会随着社会发展而不断变化，规模会越来越大。职业是一种谋生手段，对于任何一个成年人而言，都是必要和必需的，因为它是人们生存、发展与实现自我必不

可少的手段和重要形式，职业使人拥有了自己的社会角色，既是人生快乐、幸福的源泉，也是实现人生价值的重要途径。

护理职业是护士对其服务对象所承担的职责和所从事的专门业务，即对人的生命与健康的照护。随着人们生活水平的提高，对健康的要求也越来越高。对于受过专门教育和训练的护士而言，护理职业不仅是满足衣食住行等各种生活需要的谋生手段，同时也是护士拥有承担对患者的治疗、护理、预防保健和卫生宣教等护理服务的社会角色的必要载体。护士通过将自己所学的知识和技能服务于患者，以实现自我人生价值，获得自豪感、成就感。"白衣天使"这一称号就充分反映了人们对这一角色的向往和尊敬。

职业道德是调整职业活动中个人与他人，社会关系的行为规范和准则的总和，它是在历史发展过程中产生并随着历史条件的变化而不断发展变化的。职业道德也可称为行业道德，有医学道德、护理道德、教师道德、商业道德、体育道德等，有多少种行业就有多少种职业道德。职业道德的基本原则是热爱职业，忠于职守。

护理职业道德即护理道德，又称护理专业品格，是护理工作者的执业道德，指在护理实践中，调整护患关系、医护关系、护护关系及护理人员与社会关系的行为准则和规范，其实质为：对一切患者提供高质量的护理服务，保护患者生命、尊重患者权利、认真做好护理工作、维护和促进人类健康。

一、护理教学中的职业道德教育的内容

（1）热爱本职，要有良好的职业素质。护理人员要做到：热爱护理工作，献身护理事业，树立牢固的专业思想；有崇高的道德品质、高尚的情操和良好的医德修养，发扬救死扶伤的精神，实行革命的人道主义精神，真诚坦率，精神饱满，谦虚谨慎，认真负责；有高度的组织性、纪律性和集体主义精神，团结协作，爱护集体，爱护公物。

（2）立足本职，要有良好的专业素质。要求护理人员做到：对患者极端负责，态度诚恳，和蔼热情，关心体贴患者。严格执行各项规章制度，坚守岗位，正规操作，执行医嘱和从事一切操作要思想集中，技术熟练，做到准确、安全、及时、精益求精。有敏锐的观察力，善于发现病情变化，遇到病情突变，既能沉着冷静，机智灵活，又能在抢救中敏捷、准确、果断。做好心理护理，要求语言亲切，解释耐心，有针对性地做患者的思想工作，增强其同疾病做斗争的勇气和信心。保持衣着整齐，仪表端庄，举止稳重，礼貌待人。作风正派，对患者一视同仁，对

工作严肃认真。

（3）精益求精，要有良好的科学素质。护理学是一门应用学科，护理人员要注意在实践中积累丰富的临床经验，掌握熟练的技术和过硬的本领，刻苦钻研业务，不断学习和引进国内外先进的护理技术。同时，要善于总结经验，不断探索，开展研究，勇于创新，努力提高业务技术水平，拓宽自己的知识面，努力学习社会学、心理学、伦理学等知识，更好地为患者的身心健康服务。

二、护理教学中的职业道德教育的要求

护理工作从内容上来讲，有基础护理、系统整体护理、心理护理等，它们都存在着不同的特点和不同的道德要求。

（一）基础护理工作道德要求

基础护理是护理工作中带共性的生活服务与技术服务以及有关患者情况的各种护理资料的记录和收集。基础护理对患者健康的恢复有着极其重要的作用。

1. 基础护理的特性

基础护理的特性是由其护理内容和地位决定的，其具体的特性如下：

（1）经常性。基础护理是每天例行的常规工作，而且在时间上都有明确的规定。

（2）连续性。基础护理工作昼夜 24 小时连续进行，护士通过口头交班、床边巡回交班及交班记录来换班而不停岗，时刻都不离开患者。

（3）协调性。为顺利完成对患者的护理任务，医护之间、护士之间、护士与其他科室医务人员之间要相互配合、协调一致，这也是提高基础护理质量的必要条件。

（4）科学性。基础护理是以医学科学的理论为依据的。护士应科学地采取相应的护理措施才能满足患者的需要，以保证患者的尽快康复。

2. 基础护理的道德要求

根据基础护理的特性，基础护理应遵循以下道德要求：

（1）提高认识，恪尽职守。护士必须提高对基础护理意义的认识，认识到它是提高医护质量的基础性和广泛性的工作，虽然平凡但是关系到患者的生命安危。在提高认识的基础上，护士应忠心耿耿、兢兢业业、全身心投入到基础护理

工作之中去[①]。

（2）热情服务，主动护理。患者入院后，由于环境生疏，会感到无所适从。护士应主动热情地为患者提供服务，耐心回答患者的询问，及时解决患者的生活困难。

（3）工作严谨，操作技术过硬。护理工作关系到患者的安危和千家万户的悲欢离合，因此，每个护士都必须对患者的健康、安全和生命高度负责。做好基础护理工作必须具备过硬的技术。工作中，用"准、快、巧"三个字来体现技术过硬。①准：即准确无误，如静脉注射达到"一针准"，要从患者及患者家属的面部看到轻松表情。②快：即简捷快速，当抢救危重患者时，需要吸氧、吸痰或心内注射等技术操作时，用最短时间，取得最佳效果，要从家属的脸上发现信任与佩服的目光。③巧：通过运用巧妙手法，缓解患者痛苦，如操作各种注射时，根据年龄、皮肤等个体差异，采取不同进针手法，降低疼痛，要从患者面部见到赞扬的表情。同时，在基础护理工作中，要处处谨慎、认真细致，绝不能掉以轻心、草率从事、违规操作，杜绝差错事故的发生。

（4）团结合作，协调一致。护理工作本身是一项协同性很强的工作。护士之间、护士与医生及其他有关人员都要团结协作，才能做好护理工作。首先，护士应尊重医生，在基础护理中与医生默契配合，既要主动、诚恳、友好地互相配合，协调一致地为患者诊治和护理，又不要过分依赖医生而把自己置于被动从属的地位。其次，护士与其他科室的工作人员也要注意团结协作，接洽工作时应平等友善待人，遇到困难和问题时，切忌以患者为借口而盛气凌人，即使患者急需也要共同商议来寻求解决办法。最后，要加强与患者家属的联系，取得家属的配合和支持，以促进患者的早日康复。

（二）系统整体护理工作的道德要求

系统整体护理是以患者为中心，以现代护理观为指导，以护理程序为核心，以护理程序为基本框架，并且把护理程序系统化地运用到临床护理和护理管理中去的思想和方法。

① 张焜. 医学人文视角下的医德建设 [M]. 天津：天津科学技术出版社，2018：190-194.

1. 系统整体护理的特性

系统整体护理是以现代护理观为指导，以护理程序为核心，将护理临床业务和护理管理的各个环节系统化的护理工作模式，它具有以下特性：

（1）系统性。系统整体护理是一个系统化的过程，把每个人看成一个系统。

（2）整体性。系统整体护理要求护士要围绕患者这个中心，对患者全面地负责。

（3）全面性。系统整体护理是以患者为中心，视患者为具有生理、心理、社会、文化及发展的多层面需要的综合体，并且各层面又处于动态变化之中。

（4）专业性。系统整体护理有一定的标准，需要更加专业化，更趋于科学化、标准化。

2. 系统整体护理的道德要求

从系统整体护理的特性看出，它不仅对护士提出了更高的要求，也对护士的职业道德提出了很高的要求。

（1）认真负责，主动服务。在护理过程中，护士要积极主动地调动一切有利于患者的积极心理因素，促进患者的康复。护士应把高度的责任感和积极主动进取的精神结合起来，把系统整体护理推到一个新水平。

（2）承担责任，团结协作。护士必须与医生相互配合、团结协作，共同完成医疗和护理任务。在整体护理中，护士从患者的行为表现的角度做出独立的诊断，制订实施计划，采取护理措施等，这意味着护士将独立承担责任。系统整体护理程序是动态的，具有决定和反馈功能，每个步骤都相互关联、互相影响，每个步骤的顺利实施都有赖于前一步骤的正确操作，而每一步骤的正确操作又离不开护士认真负责的工作态度：①搜集患者资料要及时、全面、准确；②要能发现与确认患者的健康问题并做出正确评估；③护理诊断要准确、清晰；④护理计划要稳妥、完备；⑤要客观、准确地填写护理病例、护理计划单和护理记录单等。因此，护士自觉地承担责任是解决问题的先决条件，对护理工作的顺利进行具有重要意义。

（3）刻苦钻研，精益求精。系统整体护理使护理工作的重点从疾病为中心的护理转向以患者为中心的护理，从而带来了护理领域的一系列变化：①改变了护士的工作任务，护士不再是被动地、单纯地执行医嘱和进行各项护理技术操作，而是更全面、更系统地了解患者的整体状况；②改变了护士的角色，护士不仅是患者的照顾者，而且是教育者、研究者和管理者；③改变了护理管理，使护理管理不能光从护士出发，而且还要从患者出发，并重视个体差异，这些变化为护士提出了新的课题，要求护士刻苦钻研，积极进取，不断更新知识，不仅要熟练掌握护理专业技能，还要增加人文社会科学知识，提高自己的观察、表达、分析、综合和解决问题的能力，以适应护理工作的新变化。

（三）心理护理特性及其道德要求

心理护理是指在护理过程中护士发现有碍于患者康复的心理问题，运用心理学的理论做指导，通过语言、表情、态度、姿态和行为等，去影响或改变患者不正常的心理状态和行为，使之有利于疾病转归和康复的一种护理方法。

1. 心理护理的特性

心理护理集知识、能力和情感于一体，旨在帮助患者解决存在的心理问题和满足患者的心理需求，使之有利于疾病的康复。因此，心理护理具有自身的特性，具体表现在以下方面：

（1）程序性。心理护理的程序包括：了解患者的基本需求，观察患者的心理反应，搜集并分析患者的心理信息，制定相应的心理护理措施，进行心理护理的效果评价。

（2）艰巨性。患者的心理问题和心理需要是复杂的、多样的，这就决定了心理护理的艰巨性。

（3）严格性。心理护理是一门集科学性、艺术性于一体的工作，由此决定了心理护理严格性的特点，同时也给从事心理护理的护士提出了严格的要求：①要求护士具有较高的心理健康水平；②要求护士具有丰富的知识和能力；③要求护士具有高尚的道德情感。心理护理是要通过良好的护患关系来实现的，而良好的护患关系需要建立在一定的道德情感基础上。这就对护士的道德情感提出了更高的要求。

2. 心理护理的道德要求

根据心理护理的特性，护士在心理护理过程中应遵循以下道德要求：

（1）护士要有同情和帮助患者的诚意。护士应以高度的同情心了解和帮助患者解决心理问题，以减轻或消除患者的痛苦，建立起有利于治疗和康复的最佳心理状态，具体包括：①护士要努力促进患者的角色转化；②针对某个患者的具体心理问题开展多样的心理护理活动。

（2）护士要以高度的责任心了解和满足患者的心理需要。人在患病后和诊治过程中，都会有各种各样的心理需要，心理需要的满足将有助于患者的诊治和康复。因此，在护理过程中，护士不仅要关注和照顾好患者的身体，也要了解患者的一般心理需求，以高度的责任心来了解与最大限度满足患者的个性心理需要。

（3）护士要保守患者的秘密和隐私。护士应以高度的信任感积极主动地给患者进行心理护理，并为患者保守秘密和隐私，这也是患者的心理需要。但是，如果护士发现患者有伤害自己或他人的意图时，在患者事先知道的情况下可以转告家人或他人，以对患者或他人负责，对此患者也往往是能够理解的。

（4）护士要创造和争取一个有利于患者康复的环境。护士应以高度的事业心创造和争取一个良好的病房环境以利于心理护理和患者的康复。①要使病房环境有序、清洁和安静；②保持病房的空气新鲜，并且湿度、温度适中；③注意美化病房。

第三节　医德教育与儿科护理教学的融合

一、结合儿科护理教学进行爱国主义教育

在进行医德教育时，教师可以结合讲授内容，对我国在医学和护理上的伟大成就和对人类医学的重大贡献进行分析。例如，远在 2000 多年前的秦汉时期，我国现存最早的一部医学文献《黄帝内经》中就有关于儿科的不少论述，系统地总结了古代医学成就和护理经验，运用了当时朴素的唯物论和辩证法思想对人体的生理、病理变化及疾病的诊断、治疗和护理等方面做了较全面的阐述。该书提出中医观察病人的方法及关于病人的生活起居、饮食、情志、服药等一般护理方法，如小儿生长发育、体质特点、先天因素致病、某些疾病的诊断及预后判断等。再如，南宋刘防等编著的《幼幼新书》40 卷，是当时世界上最完备的儿科医学著作。南宋时还有《小儿卫生总微论方》20 卷，对儿科各类疾病广泛收录论述，包括多种先天性疾病。该书明确指出新生儿脐风撮口是由于断脐不慎所致，与成人因破伤而患的破伤风是同一种疾病，提出切忌用冷刀断脐带，主张用烙脐饼子按脐烧灸脐带，再用封脐散裹敷，是当时预防脐风疾病的较好方法。明清中期，我国

发明应用人痘接种预防天花，后来广泛流传到俄罗斯、朝鲜、日本、土耳其及欧非国家，成为世界免疫学发展的先驱，比欧洲发明的牛痘接种提前百余年。这些生动的事实都可以吸引学生的注意力，极大地激发学生的爱国热情和学习兴趣。

二、结合儿科护理教学进行法理法规教育

近年来，随着普法教育的不断深入，全民维护自身权益的法律意识正日益增强。在医疗护理工作中经常会遇到涉及法律的事件发生，儿科护理工作因其护理对象的特殊性，发生医疗护理纠纷和涉及法律的事件更多于其他医学科。因此，对护理学生进行法理法规教育刻不容缓，教育可以增强学生的法律意识，防患医疗护理纠纷和避免违法违章行为[①]。

例如，在讲授小儿头皮静脉输液法、婴幼儿灌肠法、温箱使用法等儿科护理技术内容时，教师可以结合讲授内容，讲述我国《医疗机构管理条例实施细则》的规定："医疗机构应当尊重病人对自己的病情、诊断、治疗的知情同意权。"护士在为患儿进行治疗护理实施的各项操作时，操作前必须向患儿家属解释清楚本次护理操作的必要性、操作的风险、可能发生的并发症以取得患儿家属的同意、信任和配合，从而接受本次护理操作。另外，要告诫学生们要在征得患儿家属同意的情况下执行护理操作，避免违反患儿的知情同意权而造成医疗护理纠纷。

教师在讲授新生儿沐浴法、光照疗法等相关内容时，也可以结合讲授内容讲述《中华人民共和国消费者权益保护法》的规定"消费者在接受服务时享有人身、财产安全不受损害的权利"，告诫学生们患儿入院后就标志着与医院建立了医疗服务合同，享有不受损害的权利。护士在替新生儿沐浴时必须关闭门窗，调节好室温（27 摄氏度）和水温（冬季为 38 ~ 39 摄氏度，夏季 37 ~ 38 摄氏度），以免新生儿受凉和烫伤，在沐浴过程中还要按正确方法抱好和握牢新生儿，以免摔伤。护士在为新生黄疸患儿照射蓝光时，必须用黑布遮盖患儿双眼和会阴部位并牢牢固定，勤观察黑布有无滑脱情况，以免灼伤患儿眼睛和会阴部位。

三、结合儿科护理教学进行思想品德教育

素质教育要求在教师努力提高各学科的教学质量的过程中，特别要注重培养学生的高尚思想情操和道德品质。而现代医学已从生物医学模式转向生物—心理—社会医学的模式，因此对医学生更需要重视这方面的教育和培养。传统的单

---

① 罗小华 . 医德教育与儿科护理教学相结合的几点体会 [J]. 中外健康文摘，2012（33）：362.

纯说教式思想教育对学生效果欠佳，教师要在传授专业知识的同时灌输给学生真善美的理念，用当代护士的优秀事迹来启发、教育学生，才能净化学生的心灵。例如，在讲授小儿肺炎的相关内容时，教师可以结合讲授内容，讲述我国抗击肺炎医护人员的模范事迹。

儿科护理学的目的就是要把学生培养成合格的儿科护理人才，必须加强医德教育，使学生具有高尚的道德情操，热爱护理事业，爱护儿童，具有为小儿健康服务的奉献精神。通过以上儿科护理教学实际的医德教育，不仅使医德的概念同儿科护理学知识同时印到学生的脑海中，而且使教学内容更加丰富多彩，提高了教学效果。随着课程的改革和临床运用，医德也不断在学生头脑中深化而成为自觉行动和习惯。

第五章 医德教育在护理教学中的应用实践

面对当前医院对护理人才的职业道德要求，在护理教学中要联系实际，有的放矢地向学生传授医德教育，此外，医德教育在护理教学中能够提高护理人员的医德素养。本章重点阐释医德教育在病理学教学中的应用、医德教育在内科护理学教学中的应用、医德教育在妇产科护理学教学中的应用。

第一节 医德教育在病理学教学中的应用

在病理学教学中应用医德教育，可以激发学生的学习兴趣，培养科学的探索精神和学生的自我防护意识。在医患矛盾日益激化的现状面前，强化医德建设不仅要在医疗行业进行，还要在医学院校切实加强从医学生的医德教育，而基础课程中的医德教育环节也不容忽视。

病理学是基础医学课程与临床医学课程之间的桥梁课程，起到承前启后的作用，是临床诊断、治疗及法医对某些案件做鉴定的重要依据。所以在教学中应要求学生认真、扎实地学好病理学，否则在以后工作中极易造成误诊、漏诊或误判案件等严重后果。例如，对早期乳腺癌病人采集标本时如果态度不端正，工作马虎、随意取材，那么病理报告结果就可能出现偏差。医生根据该病理报告在做手术的时候可能会采取单纯的肿瘤切除，从而使病人失去良好的治疗时机，结果可能导致肿瘤扩散。因此，要端正态度，认真取材、仔细检查，做出正确的病理报告。通过这些实例对学生进行启发引导，使学生认识到学好病理学的重大意义，从而激发学生的学习兴趣。

在病理学教学中可以引入相关名人事迹，这样不仅可以激发学生的学习兴趣，还可以启发学生对科学的探索精神。例如，在讲胃炎和胃溃疡的病因时，引入幽门螺旋杆菌发现者巴里·马歇尔的故事。马歇尔为了证明幽门螺旋杆菌的存在与胃溃疡的发生有关而以身试菌，通过该事例，马歇尔敢于为科学献身，坚持不懈的探索精神会感染到学生，可以起到震撼学生心灵的作用。再如，教师在讲授病理学发展简史的时候，可以引入器官病理学创始人莫尔加尼的故事，用这些故事去激励打动学生，使其重视实践，敢于探索[①]。

在病理学教学中，还要注意培养学生的自我防护意识。在讲传染病结核相关内容时可以讲述一些案例，如在取肺的标本时，申请单上写的是肺部肿物待查，但在显微镜下观察发现是结核，结核的传染途径是飞沫传播，如果不戴口罩、不戴手套、不穿隔离服都将增加被感染的概率。

在病理学教学中，要培养学生"治人非治病"的精神，让学生理解患者的痛苦。学生对于患者的一些行为要表示理解，理解患者的痛苦就会用言语安慰，在操作中动作轻柔并用真诚的眼光看着患者，这样就会缓解患者的痛苦。肺心病的首要死因是肺性脑病，肺性脑病患者由于大脑缺氧，可能会表现出幻视、幻听的症状。在讲肺心病的相关内容时，教师可以讲述案例：在呼吸内科有一个肺性脑病的患者，出现了幻觉，这时可以安慰患者现在大脑缺氧看见的是幻觉不要害怕，继续吸氧就会有好转，患者听了医护人员的话恢复了平静。教师要教导学生通过所学知识理解患者的痛苦，用心做好心理护理。

总而言之，在病理学教学中渗透医德教育，不仅提高了护生的基本理论知识，更重要的是培养学生形成高尚的医德医风以及健全的人格品质。

第二节　医德教育在内科护理学教学中的应用

将医德医风教育贯穿于医护人才培养过程中，这是医学教育内在规律的根本要求，也是医学教育者义不容辞的责任。护理教育因其极强的专业性和特殊性使医德教育的地位更为突出。

一、内科护理教学中医德教育的重要性

目前，护理教育中医德教育常被忽略或淡化，具体有以下几个表现方面：①学校教学管理部门往往更注重对教学方法、环节与效果的管理，淡化了医德教育教学管理，没有把医德教育作为教学管理的重要组成部分，部分学校只是以一种教学条目的形式将其列出，并没有真正纳入教学过程中；②医学生就业形势严峻，医学院校重视学生的职业技能培养而忽视医德教育；③有些医学教师由于教学任务繁重，没有时间钻研医德教育理论和教学方法，个别医学教师甚至认为医德教

① 王慧.护理专业病理学教学中的医德教育渗透[J].中国保健营养，2018，28（1）：189.

育是政治、伦理学教师的授课范围，与己无关；④部分教师对医德教育的重要性认识不足，缺乏医德教育意识等。在校学生正处于生理和心理成熟的关键时期，学校开展医德教育将影响他们职业观、道德观和价值观的形成，在护理教学中教师加强医德教育具有重要意义。

护士良好职业素质的培养需要将医德教育贯穿于护理教学中，护士良好的职业素质培养包括崇高的理想、科学严谨的工作作风、吃苦耐劳的精神、勤奋务实的工作态度、广博的爱心等方面，这既需要通过医学伦理学、护理伦理学、思想品德教育等课程的教学，还需要护理专业教师始终将医德教育贯穿于护理教学过程中。作为护理专业教师要树立教书育人的意识，不仅要把专业知识、专业技能传授给学生，而且要教会学生做人的道理，帮助学生理解护理职业的含义，明确护士"健康所系，性命所托"的神圣职责，培养学生的责任感、事业心、同情心，使学生真正达到教学大纲要求的"知识、能力、素质"三位一体的培养目标。

二、内科护理学教学中医德教育的开展

内科护理学是一门重要的护理专业临床课，内科护理学的特点是内容多、授课时间长，通过学习有利于学生明确今后的职业方向，理解专业学习与职业道德，从而引导学生从道德修养上去完善自己。在这个教学阶段，教师若能有效开展合理的、科学的医德和育人教育，努力寻找专业教育与医德教育的最佳结合点，就能取得良好的育人效果。

（一）加强人生观教育，培养无私奉献精神

一名合格的护士要热爱护理工作，工作中才会有追求、有干劲。护士只有拥有正确的理想和信念、无私奉献的精神，在工作中敢于探索、不怕困难，才会有高度的社会责任感，才能够为护理事业奋斗终身。因此，在内科护理学教学中，教师要注重对学生人生观、价值观的教育，以培养学生崇高的理想和对护理工作的热爱之情。如在教学中可以介绍一些医护英雄的事迹来启迪学生的心灵、熏陶学生的职业情感、激发学生对护理工作的热爱、强化学生勇于奉献的职业精神，使其感受到护士职责的神圣，理解爱岗敬业、救死扶伤的内涵。

（二）加强责任心教育，培养严谨工作作风

护士面对的是人的健康和生命，这要求护理工作必须有科学、严谨的态度。因此，加强责任心教育应从学生入学开始，并始终贯穿于学生的整个学习过程中。

在内科护理学教学中，可以通过临床工作中由于责任心不强导致的严重后果甚至是医疗事故对学生进行责任心教育。例如，临床上曾经有护士没有认真进行"三查七对"工作，误将氯化钾注射液当成葡萄糖给患者静脉注射，导致患者出现心律失常等严重不良反应，经抢救无效而死亡的实例。通过这些实例教育，让学生深感护理工作责任重大，深刻认识到"三查七对"在护理工作中的重要性，从而培养学生科学、严谨的工作作风 ①。

（三）加强自身修养，培养勤奋工作态度

在内科护理学教学过程中，教师的良好形象、职业情感、职业行为等能潜移默化地影响学生的品格和人格，一个言谈举止得体、待人真诚热心、办事严谨认真、乐于奉献的教师，会被学生铭记心中，并且成为他们学习的楷模。教师要向学生展示积极的工作态度、高尚的道德品质、渊博的学科知识、严谨的工作作风。护理教师在教室和实验室应做到衣、帽、鞋穿戴整齐、行为端庄大方、说话态度和气、动作轻柔敏捷，真正起到示范作用；在实训操作时教师既要进行正确的示教和指导，又要和学生一起认真训练护理基本技能，如呼吸功能锻炼、体位引流、插胃管、导尿、灌肠等；在日常教学过程中，教师应力求严谨务实、精益求精的态度，认真上好每一堂课，用临床护理工作中感人的事迹打动学生，使学生自觉养成吃苦耐劳的品质，在日常护理工作中不怕苦、不怕累、不怕脏且勇于奉献的精神。

（四）加强责任感教育，培养为人民服务的思想

一名优秀的护士必须有责任感，这是学生首先应具备的品质，也是医德的核心所在，要让每一个学生充分认识到个人的成就和成长与责任感有关。因此，在内科护理学教学中，我们不但要注重常规的责任感教育，还要根据教学内容进行特殊的责任感教育。在讲到慢性支气管炎、消化性溃疡等农村常见病、多发病时，可以告诉学生我国医疗卫生工作的重点在农村，服务的主要对象是农民。同时向学生介绍我国农村医疗现状，使学生同情农民疾苦，鼓励学生努力学习医疗护理基本知识和技能，掌握更多的为人民服务的本领，毕业后到农村、到基层去工作，以更好地实现人生价值。此外，要使学生明白在农村一样可以大有作为，一样可以在平凡的工作岗位中做出不平凡的业绩。

---

① 罗丽娜.内科护理学教学中的医德教育 [J].卫生职业教育，2009，27（15）：35-36.

（五）加强护理伦理学教育，提高综合素质

在内科护理学教学中，教师一是要开展多种形式的教学活动，提高学生的护理伦理修养。思想政治素质是灵魂，职业道德素质是根本。因此，在内科护理学教学中，要把护理伦理理论作为医德教育的重要内容。同时，开展临床社会实践、先进事迹报告、各种讲座等形式的活动，以培养学生的敬业精神和护理职业情感。二是将护理伦理规范教学与各临床学科知识紧密联系，提高学生的科技素质。在内科护理学教学中，经常开展一些护理技术操作表演和竞赛，让学生从实战着手，提高学生对专业课程的学习兴趣和热情，巩固和强化专业技能，提升科技素质，为适应激烈的社会竞争奠定基础。三是开展护理伦理决策能力培养，提高学生的综合素质。在教学中尽量为学生营造较为宽松的学习氛围，让学生通过自学、思考，发展个性；鼓励学生提问和质疑，培养学生的学习能力和决策能力。四是进行身心陶冶，提高学生的伦理道德水平。要特别注重引导学生关心他人情感，养成乐观豁达的性格以及"慎独"的工作态度。

第三节　医德教育在妇产科护理学教学中的应用

妇产科护理学教育的本质目标提升学生的专业性，增强学生的社会竞争能力。对此在进行妇产科护理学教学工作开展过程中，要增强对学生的医德教育以及职业道德教育工作的重视，通过各种课程改革以及优化教学模式，不断地增强学生的医德能力。

一、优化妇产科护理学专业教师素质能力

妇产科护理学专业的教师在实践中具有提升学生医德素质的责任与义务，在开展妇产科护理学的相关教学工作中，要全面地渗透医德意识，提升学生的综合素质。

第一，要增强对妇产科护理学专业教师的职业素质与医德的培养。意识的重视，提升教师的医德素质，进而提升教师的医德医风品质，在实践中加强对学生的引导，让学生正确对待医患问题，避免激化医患矛盾。

第二，妇产科护理学专业教师要通过多元化的教学活动，提升妇产科护理学专业教师的综合素质能力。在实践中可以通过邀请专业的医学专家教授，开展各种专业培训活动，加强教师的医德培训，进而加强师生之间的沟通与交流。可以

聘请资历较深的专业妇产科护理专业人员开展专业的教学指导，进而提升学生医德素质能力。

第三，要开展各种妇产科护理学专业教师临床进修的工作与活动，在实践中增强妇产科护理学专业教师的医德素质能力，基于真实生动的医疗素材，通过讲解提升妇产科护理学专业学生以及教师的医德素质能力①。

二、妇产科护理学教学中医德教育的渗透

（一）案例教学法在医德教育的运用

在妇产科护理学专业教学活动的开展过程中，教师要提升学生的工作责任与能力，加强对相关知识的传授，提升学生的责任意识，进而让学生参加各项培训活动，提升学生的护理工作能力，在护理工作开展过程中通过实际案例的教学模式加强学生的知识技能以及医德教育品质。妇产科护理学专业教师在实践中要通过真实的案例来引发学生的思考与探究，进而明白自身的医德水平对于患者有着重要的影响，在工作中不断地优化自身的工作态度以及作用，在根本上提升学生的医德教育品格与素质。例如，教师在教学实践中可以基于以下案例开展：29 岁初孕妇，妊娠 32 周，3 周内阴道流血两次，多于月经量，不伴腹痛，BP100/80mmHg，P96 次 / 分，宫高 30 厘米，腹围 85 厘米，靠近子宫底部可触到柔软而不规则的胎儿身体部分，胎心音清楚 144 次 / 分。教师要让学生首先安抚孕妇的情绪，缓解孕妇的紧张以及不安的心理状态；然后要明确诊断内容是什么、首选的辅助检查是什么、该患者适合的治疗方案是什么等问题；再引导学生明确诊断内容为孕 1 产 0、妊娠 32 周、前置胎盘产，辅助检查方式为盆腔彩超，其治疗方式为期待疗法。这种案例的方式可以在实践中让学生体会到患者真实的感受，进而有效地提高学生的医德品质。

（二）开展临床实践活动以提升医德素质能力

临床实习过程中，可以全面地培养学生的专业素质能力，对于学生的医德教育品质的培育有着重要的影响。在教学中，妇产科护理学专业教师可以通过各种临床实践活动的方式，让学生感受到最为真实的医疗场景，进而唤醒其内心的医德，让学生在真实的场景中不断地优化自身的综合素质能力。因为妇产科的患者在相关疾病诊断过程中，对于隐私性较为重视，而且个别患者对于实习学生有着

---

① 冯源．妇产科护理学教学中渗透医德教育探讨 [J]．赤子，2017（29）：71.

抵触心理，甚至会拒绝学生对其身体的检察与操作，对此在实践中妇产科护理学专业教师要更加注重学生沟通能力的提升，加强学生与患者的沟通，进而让学生在实践中获得患者的信任，使得患者可以配合学生的检查，在检查中对于疾病状况进行系统的判断与学习，让学生感觉到成就感，继而巩固妇产科护理学专业知识与技能的学习与掌握，在实践中让学生自身的医德教育品质与能力获得提升。

在实践中，妇产科护理学专业教师要充分发挥自身的教育责任与义务，在教学中要充分地展示教师的专业素质能力以及自身的医德医风，通过自己的带头作用，利用教师的言传身教不断地塑造学生的医德品质。例如，在临床中教师在进行相关病史的询问过程中，教师要保持自己态度的柔和，加强对病人隐私的重视；在一些妇科检查过程中动作轻柔，给患者充分的尊重，学生自然就会在工作中以教师为榜样，不断地提升自身的综合素质能力，进而增强自身的医德品质与能力。

总而言之，妇产科护理学专业在进行专业的医学知识的教授过程中，要有意加强对医德素质教育的渗透，通过运用科学的教学方式与手段，利用案例教学以及各种临床实践的方式，让学生了解真实的护理工作，进而感受到最真实的患者心情，在工作中与患者感同身受，在无形之中不断地提升学生的医德素养，进而从根本上提升学生的专业能力以及道德品质，为社会的发展培育高素质的专业人才。

结束语

　　医德教育是一项系统工程，需要不懈地进行理论研究和实践探索。医德教育是关于医学生专业思想和职业素质的教育，完善医德教育，将医德教育与护理教学紧密结合，可以逐渐增强人才培养的针对性。本书以医德教育在护理教学中的理论与实践为主要研究对象，除了对医德教育、护理教学的相关内容进行了阐释以外，还探讨了医护人员的医德修养、护理教学中的职业道德教育等内容，并以医德教育在病理学教学、内科护理学教学以及妇产科护理学等教学中的实践为例探讨医德教育的应用，具有很强的现实意义和实践价值。

参考文献

一、著作类

[1] 高莉萍. 护理伦理与法规 [M]. 2 版. 上海：第二军医大学出版社，2015.

[2] 苗蓓蓓，张蔚，刘振波. 现代护理教学与临床实践 [M]. 广州：世界图书出版广东有限公司，2019.

[3] 万婷. 医德与伦理 [M]. 北京：科学技术文献出版社，2018.

[4] 张焜. 医学人文视角下的医德建设 [M]. 天津：天津科学技术出版社，2018.

二、期刊类

[1] 艾华，蒋一玮，刘惠宇，等. 医德教育主体多元化的必要性分析 [J]. 护理研究，2014，28（1）：106-107.

[2] 冯源. 妇产科护理学教学中渗透医德教育探讨 [J]. 赤子，2017（29）：71.

[3] 何凯鸣，杨琛儿，曾少英. 中国医学生医德教育模式创新进展的研究 [J]. 继续教育研究，2021（5）：109-112.

[4] 何昕. 医患关系视角下的传统医德伦理认同研究 [J]. 中州学刊，2014（4）：108-113.

[5] 李春燕，吴文芳，梁涛. 多层次临床护理教学体系的发展及展望 [J]. 中国护理管理，2021，21（6）：801-804.

[6] 李加，张欣. 混合现实技术在护理教学中的应用及展望 [J]. 护理学杂志，2021，36（20）：110-113.

[7] 李强. 虚拟学习社区环境下本科护生医德教育模式改革研究 [J]. 护理研究，2020，34（12）：2234-2237.

[8] 刘亚红，高宏敬，刘盼宁. 浅谈护理学生预防医疗事故的教育 [J]. 教育与职业，2014（26）：183-184.

[9] 罗丽娜. 内科护理学教学中的医德教育 [J]. 卫生职业教育，2009，27（15）：35-36.

[10] 罗小华.医德教育与儿科护理教学相结合的几点体会[J].中外健康文摘,
2012（33）：362.

[11] 马艳艳.中医传统医德对护理系学生职业价值观教育的影响[J].医学与社会,
2013，26（6）：95-97.

[12] 潘新丽.传统医德思想探析[J].南昌大学学报(人文社会科学版),2011,42(4):
23-27.

[13] 宋静，杨帆，胡春平.医学生医德文化建设长效机制研究[J].学校党建与思
想教育，2019（13）：79-80.

[14] 王慧.护理专业病理学教学中的医德教育渗透[J].中国保健营养,2018,28(1):
189.

[15] 王双，杨丹，许娟，等.人文关怀在临床护理教学中的实践及效果[J].护理
学杂志，2021，36（10）：71-73.

[16] 王永炎，王子旭，范逸品，等.提高生命美育的自觉优化医德医风[J].北京
中医药大学学报，2021，44（5）：389-391.

[17] 吴文红.临床护理实习生职业道德培养的行动研究[J].中国全科医学，2010,
13（z1）：106-107.

[18] 许燕.布卢姆教育目标分类表在护理心理学教学中的应用[J].护理研究,
2014（35）：4480-4481.

[19] 颜玲琴.多元文化护理教学模式的应用研究[J].中国实用护理杂志，2020,
36（24）：1846-1851.

[20] 尹瑞法，陈士福，郁辉，等.医德教育的体系融合：医疗机构与医学院校德
育合作初探[J].中国医院管理，2016，36（6）：38-41.

[21] 尹秀云.医德教育的德性论路径之思考[J].医学与哲学，2021，42（13）：
19-23.

[22] 游元军，胡铭峡.论医学生医德教育的三个维度[J].医学与社会，2011（9）：
96-98.

[23] 俞嘉怡.树立医德与医术融合统一的医学教育观[J].教师教育研究，2014,
26（2）：50-55.

[24] 虞珏，季诚.中华民族传统美德教育与护理职业道德教育的有机融合[J].医
学与社会，2010，23（12）：99-100.

[25] 张会萍，饶洪，孟献峰，等.简论个人品德在医德教育中的作用[J].学校党建与思想教育，2016（23）：90-92.

[26] 张健,黄华兴,陈城.新时代背景下医学生全程医德教育的途径[J].医学与社会，2019，32（6）：127-130.

[27] 张新庆.护理伦理学研究之沿革与进展[J].中国实用护理杂志,2016,32(36)：2801-2805.

[28] 周政.中国医德现状与医德教育研究[D].海口：海南师范大学，2015：37-48.

[29] 朱惠香.护理学专业大学生医德教育的路径[J].中国校医，2015，29（10）：751-753+755.